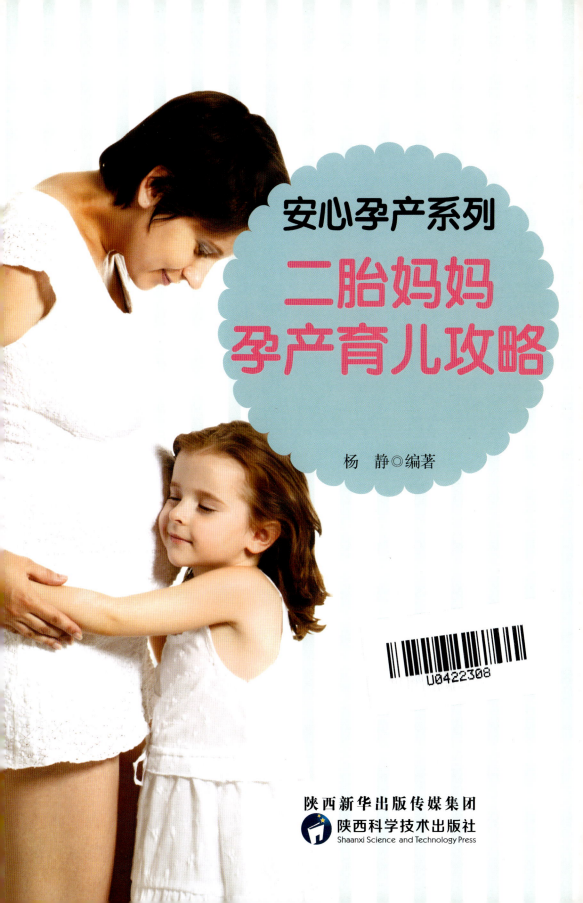

安心孕产系列

二胎妈妈孕产育儿攻略

杨 静◎编著

陕西新华出版传媒集团

陕西科学技术出版社
Shaanxi Science and Technology Press

图书在版编目（CIP）数据

二胎妈妈孕产育儿攻略 / 杨静编著 . — 西安：陕西科学技术出版社，2017.7

（安心孕产系列）

ISBN 978-7-5369-6980-3

Ⅰ．①二… Ⅱ．①杨… Ⅲ．①妊娠期－妇幼保健－基本知识②产褥期－妇幼保健－基本知识③婴幼儿－哺育－基本知识 Ⅳ．① R715.3 ② TS976.31

中国版本图书馆 CIP 数据核字（2017）第 081914 号

安心孕产系列·二胎妈妈孕产育儿攻略

ANXIN YUNCHAN XILIE · ERTAI MAMA YUNCHAN YU'ER GONGLÜE

出 版 者	陕西新华出版传媒集团　陕西科学技术出版社
	西安北大街 131 号　邮编 710003
	电话（029）87211894　传真（029）87218236
	http://www.snstp.com
发 行 者	陕西新华出版传媒集团　陕西科学技术出版社
	电话（029）87212206　（029）87260001
文案统筹	深圳市金版文化发展股份有限公司
摄影摄像	深圳市金版文化发展股份有限公司
印　　刷	深圳市雅佳图印刷有限公司
规　　格	723mm×1020mm　16 开本
印　　张	12
字　　数	200 千字
版　　次	2017 年 7 月第 1 版
	2017 年 7 月第 2 次印刷
书　　号	ISBN 978-7-5369-6980-3
定　　价	36.80 元

版权所有　翻印必究

（如有印装质量问题，请与我社发行部联系调换）

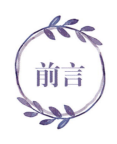

前言

有人说，育儿之路好比冲关打怪兽，其间的辛苦与成就感只有经历过的人才懂得。确实，为人父母除了要担负喂养、教育孩子的责任，更要有足够的耐心和智慧去处理孩子成长过程中的种种问题。养育孩子的过程固然艰辛且不易，但孩子带给你和整个家庭的快乐可能更多。正是因为如此，作为父母，我们总会想，自己能给孩子留下什么。

作为80、90后的我们大都已体会过独生子女的孤独与不易，为人父母之后，我们更渴望让孩子摆脱自己曾经的孤独。尤其是现在，"全面放开二孩政策"，生二胎，让孩子多个亲人、玩伴，当有一天我们老去，他们仍在彼此的生命中举足轻重。

在决定生二胎之后，夫妻双方、大宝是否已经做好了心理准备？作为二胎妈妈，孕期和产后的生活调理和头胎时会有哪些不同？怎样才能让大宝欣然接受二宝？如何处理大宝和二宝"冤家路窄""狭路相逢"的关系？

《安心孕产系列·二胎妈妈孕产育儿攻略》一书从怀孕、分娩、育儿三方面出发，介绍了二胎妈妈应如何备孕、如何进行孕期保健、如何面对孕期不适以及产后坐月子和预防疾病等一系列孕产知识，为顺利孕育、分娩一个健康聪明的二宝出谋划策。除此以外，本书还针对大宝的心理问题，介绍如何让大宝接纳二宝，两个宝宝的相处问题等育儿知识，手把手教二胎爸妈破解二胎家庭教、养两方面的难题。

拥有一个幸福和睦的家庭，儿女们承欢膝下，是多少人梦寐以求的生活。当您看到两个宝宝相亲相爱，一家人幸福快乐地生活在一起的时候，您会坚信一切的艰辛和付出都是值得的。

最后，祝愿所有二胎妈妈都能安然度过孕产期，轻松养育大宝和二宝！

目录 CONTENTS

Part1 全家总动员，迈出二胎第一步

- 002 一、二胎爸妈，你们准备好了吗
- 002 做好心理准备
- 003 制订经济计划
- 004 综合考虑由谁带孩子
- 006 考虑两个孩子的年龄差
- 008 二、征求大宝的意见
- 008 怀二胎前与大宝好好沟通
- 009 正确应对大宝的态度
- 009 告诉大宝，二宝将带来哪些变化
- 010 引导大宝接受弟弟或妹妹

Part2 调整体质，为二胎创造优生条件

- 014 一、怀二胎前，先审视自己的身体
- 014 头胎产后的身体变化
- 015 怀二胎前实现标准体重
- 017 提前调理好子宫
- 019 呵护好卵巢
- 020 月经问题及时诊治
- 021 不可忽视的输卵管
- 021 注重头胎后盆底肌的恢复
- 022 孕前需要治疗好的疾病
- 024 二、不得不正视的年龄问题
- 024 年龄问题需要考虑
- 024 高龄经产妇的妊娠风险

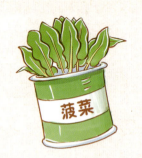

026	警惕高龄备孕"拦路虎"
026	高龄女性二胎备孕法则

三、怀二胎的好时机

028	与前一胎需要有间隔时间
029	安全复孕需要有时间间隔
030	准确计算排卵期
032	一年中的受孕好时节
032	避开"黑色"受孕期

四、孕前检查必不可少

033	生二胎一样要做孕前检查
033	安排好孕前检查的时间
033	二胎孕前检查注意事项
034	二胎备孕女性需要做的检查
036	二胎备孕男性需要做的检查
037	孕前的疫苗注射

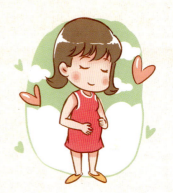

五、正确备孕,好孕自然来

038	回归健康的生活方式
039	和谐生活,"性"福相随
040	孕前居家有讲究
041	剔除不利于怀孕的因素

六、孕前饮食巧安排

042	怎么少得了叶酸
043	食材巧准备,提升"原料"的质量
045	摒弃不合理的饮食习惯
046	备孕期食谱推荐

七、不孕不育家庭的最后选择

054	试管婴儿的相关知识
055	了解人工授精

Part3 从怀孕到分娩，二胎妈妈需谨慎

- 058 **一、悄悄来临的二宝**
- 058 怀上二宝，排除早期不安因素
- 060 确诊怀孕，及时与大宝分享
- 061 双胞胎的惊喜和担忧

- 062 **二、关注日常保健常识**
- 062 安全用药，保障孕程顺利
- 063 孕期禁忌常识
- 065 进行合理的夫妻生活
- 066 孕期身体护理，增长"孕"味
- 068 学会管理情绪
- 069 安全出行

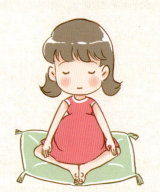

- 070 **三、定期产检有保障**
- 070 制订详细的产检计划
- 071 建档要趁早
- 071 做排畸检查，让妈妈更放心
- 072 不可或缺的胎心监护
- 073 学会监测胎动

- 074 **四、做个"孕"动妈妈**
- 074 积极进行孕期运动
- 075 正确运动的建议
- 076 孕期运动推荐

- 080 **五、远离孕期不适与疾病**
- 080 早孕反应因人、因时而异
- 081 孕早期发热需重视
- 082 科学应对孕期腹痛

083	警惕孕期流产
086	不做糖妈妈
088	谨防妊高征
089	前置胎盘的处理
091	改善胸闷、呼吸困难
092	缓解肚皮发痒的方法
093	预防静脉曲张有讲究
094	正确应对腿抽筋
095	缓解水肿
096	改善便秘
097	正确对待胎位不正
099	胎膜早破危险大
100	了解过期妊娠

102　六、二胎孕期饮食计划

102	保证膳食均衡
103	必需的营养素
106	养胎不养肉的饮食习惯
107	为分娩助力的食物
108	孕期食谱推荐

120　七、不容马虎的二胎胎教

120	孕1月：开启胎教日记
120	孕2月：做心情愉悦的孕妈妈
121	孕3月：让二宝感受爱的抚触
121	孕4月：与胎宝宝对话
122	孕5月："踢肚"游戏玩起来
123	孕6月：运动胎教正当时

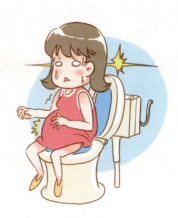

123　孕 7 月：一起来做光照游戏
124　孕 8 月：开启神奇的阅读胎教
124　孕 9 月：重视与胎宝宝的互动
125　孕 10 月：别让情绪大起大落

126　八、二胎妈妈的分娩历程

126　二胎临产征兆
128　第二胎，可能生得更快
129　不可避免剖宫产的情况
130　配合产程的用力方式和呼吸方法
132　无痛分娩的普及

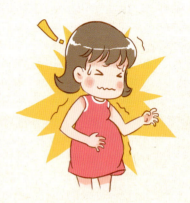

Part4 月子攻略，不可错过的第二次重塑机会

136　一、月子期的生活细节

136　二胎妈妈更需要精心护理
146　二宝的喂养与乳房保健

150　二、有目的地进食

150　"一排二调三四补"
151　促进产后恢复的饮食调理
153　把握正确的催乳时机
154　月子期食谱推荐

160　三、产后检查，妈妈与二宝都要做

160　产后检查，扫除二胎妈妈恢复隐患
161　42 天检查，保障宝宝健康生长

162　四、产后塑身重现辣妈风采

162　为什么二胎妈妈更难瘦
162　把握产后运动时间
163　推荐合理的运动方式

Part5 科学育儿，打造幸福的四口之家

- 168 **一、多多安抚大宝的情绪**
- 168 大宝会"吃醋"
- 169 告诉大宝：我们仍然很爱你
- 170 正面表扬是良方，给大宝当老大的自豪感
- 171 大宝处在叛逆期，多一点恰如其分的爱
- 172 **二、兄友弟恭需要从开始培养**
- 172 从孕期开始，建立亲密的手足关系
- 173 拒绝对大宝有伤害的"玩笑"
- 173 多让两个孩子相处
- 174 **三、给两个孩子公平的爱**
- 174 言传身教，做好榜样
- 174 不要比较两个孩子的优缺点
- 174 不能总让大宝谦让二宝
- 176 孩子争宠时，大人要公正处理
- 177 **四、化解矛盾的核心绝招**
- 177 适度漠视，让孩子自己解决矛盾
- 177 鼓励孩子分析自己的不足，学会宽容
- 178 引导孩子们学会爱的分享
- 179 互相关爱，营造温馨的四口之家
- 180 **五、因材施教，注重个性培养**
- 180 别总是用养大宝的经验养二宝
- 180 不专断，让二宝勇敢做自己
- 181 赞美的艺术
- 182 **附录：关于二胎的申请及办理**

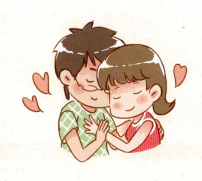

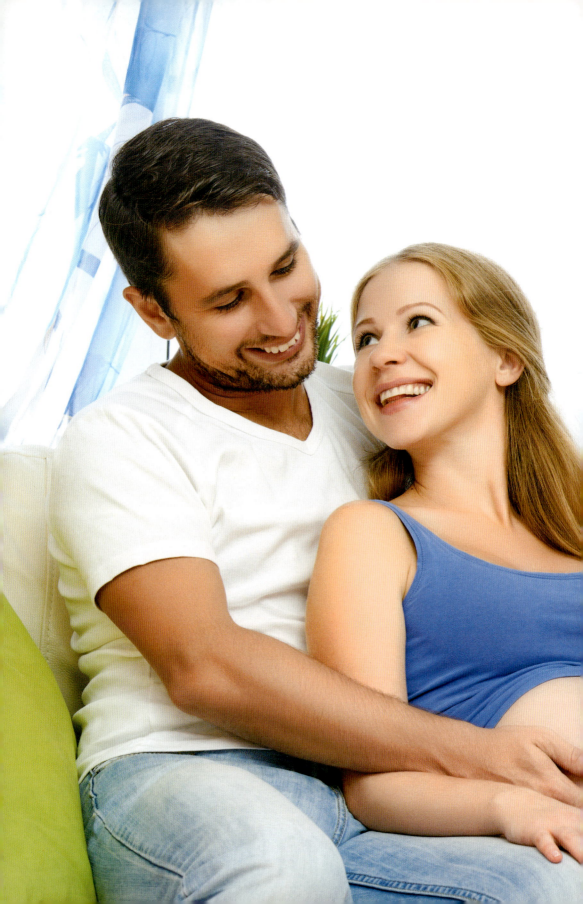

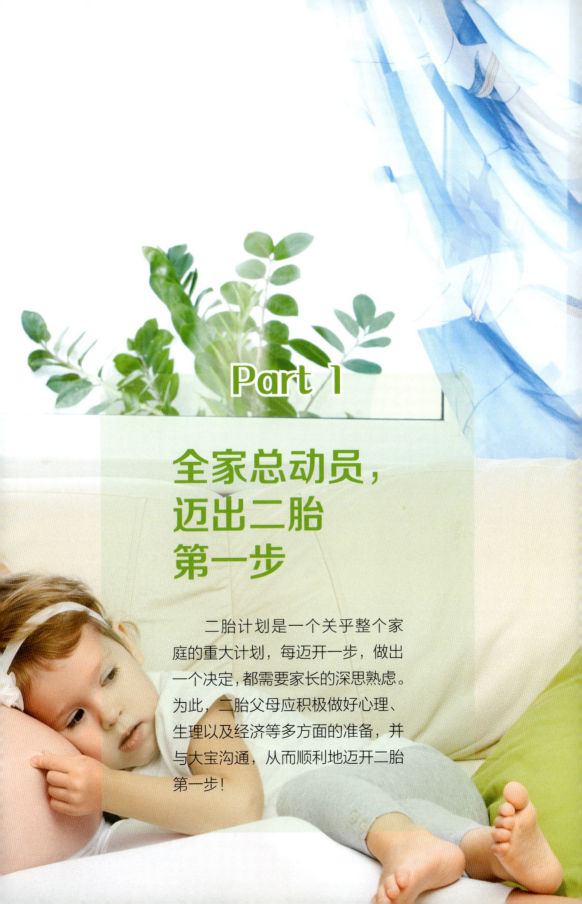

Part 1

全家总动员，迈出二胎第一步

二胎计划是一个关乎整个家庭的重大计划，每迈开一步，做出一个决定，都需要家长的深思熟虑。为此，二胎父母应积极做好心理、生理以及经济等多方面的准备，并与大宝沟通，从而顺利地迈开二胎第一步！

一、二胎爸妈，你们准备好了吗

在决定生二胎之前，需要考虑哪些问题？除了养育两个孩子的经济压力、照顾孩子的问题外，还必须做好相应的心理准备。

1 做好心理准备

随着全面放开二孩政策，很多人纷纷加入生二胎的队伍中，有的人可能自己并没有想太多，只是身边的朋友都在生二胎，觉得自己也应该生一个；有的人可能觉得既然政策允许，生一个也不吃亏；有的人可能是担心日后自己年老，大宝会孤单，所以决定生二胎……不管是出于什么理由决定生二胎，不可否认的是，再次孕育一个新生命，会占据你们更多的时间和精力。

因此，夫妻在决定生二胎之时，除了考虑自身的身体条件、家庭经济情况之外，还需要做好心理准备。

二胎妈妈的心理准备

两个孩子，很轻易就会改变整个家庭的节奏，作为妈妈则需要强大的内心来调节和适应任何的改变。在做决定之前，二胎妈妈要做好心理准备——是否愿意接纳另一个小生命的降临？是否有足够的信心和勇气面对再一次孕产过程？是否准备好为另一个新生命的成长担负责任？是否准备好在另一个新生命降临后陪伴其成长？

二胎爸爸的心理准备

生二胎，对准爸爸来说，除了有再次为人父亲的喜悦和幸福感，还需要承担家庭更多的经济压力。除此之外，还有对妻子的支持和照顾，照顾两个宝宝的任务，承担更多的家务等。当然，这仅仅是几个重要的方面，还有很多琐事需要你花时间和精力解决。因此，在决定要二宝之前，请确定自己是否已经做好了心理准备。

生二胎不仅仅是夫妻二人的事，也是关系到家庭中每一个成员的大事。无论是双方父母，还是第一个孩子，可能都要面临一次心理上的考验。因此，二胎爸妈还要关注家中长辈和大宝的心理状况。

2 制订经济计划

尽管养孩子有"穷养说",也有"富养说",花费高低,主要还是看家庭经济条件,但不管怎样,养育两个孩子,肯定意味着需要更多的经济支出。因此,夫妻准备生二胎前,一定要先对自身的经济能力有一个合理的评估,在具备一定经济条件的基础上,再制订相应的经济计划,确保二宝出生后能享受到各方面精心的呵护,家庭现有成员的生活水平也能保持相对稳定。

盘点二胎支出

生二胎之前,首先要考虑的是孩子日常的花销和日后的教育费用。从孕期开始的营养投入,到宝宝出生后的吃、喝、拉、撒,以至日后的教育,样样都需要钱。当然你可以根据自己的经济条件决定给二宝及家庭其他成员什么层次的生活条件,但基本的开支每个月至少要增加2000元,如果请保姆,那开支会更多。如果二宝的性别和大宝不同,那意味着生活开支还需要增加一部分。日后的教育费用更是一笔大的支出。

另外,还有一些隐形支出是不得不考虑的问题。例如,现有的房子是否够住;是否需要换车;夫妻双方在平时需要投入更多时间照顾小孩,工作上的晋升是否会受到影响……这些都无疑会增加二胎的生育成本。

养育两个孩子,大宝和二宝的很多东西可以共用,这意味着育儿成本的重复性投入,固定成本减少了。虽说理论上来看二胎育儿成本更低,但具体到每个家庭,是否选择生

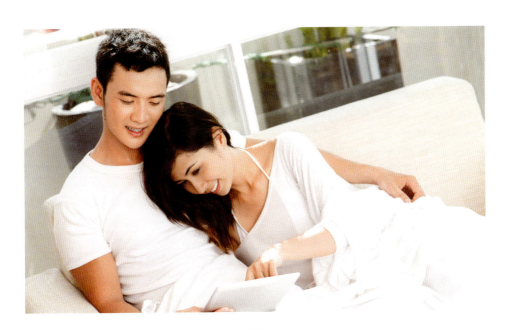

二胎，还是有区别的。比如，经济条件有限的情况下，将有限的资源和成本投入到一个孩子身上，要比有限资源分成两份养两个孩子更有"效率"。

评估家庭经济情况

凡事预则立，不预则废，在初步匡算了二胎的支出之后，你需要对家庭目前和以后可以预计的经济状况进行系统的分析。

首先，综合评估家庭的收入水平。家庭收入包括，目前有多少存款、每年固定收入有多少，日后可以预计的收入是否存在或增加。

其次，计算家庭的固定支出。家庭固定支出包括一家人每月的固定生活开支、大宝的教育费等。房贷、车贷，其他债务或开支也要计算在内。如果二宝出生后需要换房、换车等也要计算在内。

准备生二胎的夫妻可以综合分析这两点，对家庭的经济状况有一个全面而准确的认识，权衡自己是否有能力承担生二胎带来的经济压力。

在评估家庭经济情况时，应注意家庭收入会随着时间推移而增长，孩子日后的生活、教育支出也是一项长期缓慢的投入，不能仅以目前的状况来简单预测日后的情况，而做决定。如果夫妻双方有能力、有信心可以承担养育两个孩子的重担，生二胎也是可行的。

提前做好经济准备

对于有二胎计划的家庭来说，关键是前期投入上的资金准备。制订二胎计划，需要给家庭一个财务"缓冲期"，按照目前普通家庭收入水平，用大约3年时间准备一些前期生育费用较为合理。但如果你经济条件尚可，这个缓冲期可适当缩短。

此外，考虑到两个孩子的教育费和日后的养育费用更高一些，建议有二胎计划的夫妇每月按一定比例拿部分收入进行长期性的投入，比如购买保险或基金等。

3 综合考虑由谁带孩子

孩子应该由谁来带？这是摆在二胎爸妈面前的主要问题之一。自己带，还是请长辈带？或是请保姆？需要考虑的不仅是时间问题，还有孩子日后的成长、家庭经济条件等。

夫妻一方带小孩

孩子对父母有天然的依赖和亲近感。从出生时和妈妈的第一次肌肤接触,到吸吮妈妈的第一口母乳,还有爸爸第一次陪着过夜、更换尿片、洗澡等,孩子很快就能熟悉妈妈和爸爸的气息,对父母产生依赖感。第一个孩子如此,第二个孩子也会如此。如果条件允许,父母同样应该是二宝的主要抚养人。

然而,考虑到家庭经济压力,有时候夫妻一方需要做出让步,自己带小孩。当然,这就成了很多妈妈的选择。如果妈妈计划自己带二宝,最好避开以下三个时段:单位近一年内工作任务较重,经常加班或经常出差;个人职业发展处在迅速上升阶段,近期有可能晋升或调薪;近期工作环境辐射、污染较大,流行性疾病发病率较高。同时,二胎妈妈也要做好自己的职业生涯规划,例如自己带小孩几年后重新去工作,以后的职业选择等。

请长辈带小孩

长辈时间比较充裕,也养育过孩子,同样会很爱孩子,也可能更有耐心。如果父母没有太多精力承担起主要抚养孩子的任务,长辈也是最好的选择。

请长辈带孩子,固然可以省心不少,但也会出现诸如大家育儿理念不一致,甚至冲突的时候,也会出现爷爷奶奶过于宠溺孩子的情况,或是家庭矛盾……当遇到这些问题,夫妻双方能否妥善处理这些问题,是需要提前考虑的。

如果长辈身体不允许或有其他的事情不能帮忙带小孩时,夫妻都应给予理解和支持,不能因此责备长辈,毕竟,长辈没有帮忙抚养孩子的义务。

请保姆带小孩

除了以上两种情况,有时考虑到要带两个宝宝,人手不足的问题,如果条件允许,也可以考虑请保姆带小孩。保姆的到来,确实减轻了不少家务的负担,但另外一个关于孩子的家庭教育的问题也随之而来。3岁前,是孩子性格和品行形成的重要阶段,在这个阶段,孩子们会通过眼睛去观察社会,周围的人给他的影响很大,保姆的性格和认知水平会影响孩子的知识、语言和教养在内的基础教育,甚至孩子的世界观和人生观。

因此,如果你们决定请保姆带小孩,那对保姆的选择则要慎重,既要考虑到保姆的性格和人品,又要考虑她的综合能力。

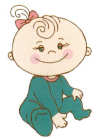

4 考虑两个孩子的年龄差

生二胎，两个孩子相差几岁才最好呢？有人说2～3岁，有人说4岁，各有各的理由。其实，两个孩子相差的年龄大或小都各有其优缺点。下面让我们一起来看看养育不同年龄差的孩子都各有什么优缺点吧。

相隔1～2岁

两个孩子相差不大的最大优点就是孩子们可以成为玩伴，一起成长，且有助于家庭团结。另外，年龄相差小，大宝能更轻易适应家里新添的成员，因为大宝还没形成自己被别人替代了的意识。

与之相对的是，由于年龄接近，两个孩子也容易为了玩具、朋友、感情等你想不到的问题而争吵，尤其是二宝会走路、会说话之后，情况会变得更加严重。同时，作为妈妈也会特别累，因为要同时带两个什么都不会的宝宝，对妈妈身体的恢复，宝宝的健康都不太好。

相隔2～3岁

相隔2～3岁，是较为常见的，而很多育儿专家也觉得这是较好的选择。年龄相差不大，可以一起玩耍，去同一个学校，可以看同一场电影。有至少两年的时间，让妈妈在两次怀孕间有充足的时间做准备。当然两个孩子可能会打架，但是这些争执也同时给他们提供了学习解决问题的能力，而这种能力是非常宝贵的。

年龄相近的孩子们之间竞争性更强，而照顾他们的人的压力也更大。

相隔3～4岁

两个孩子年龄相差3～4岁，意味着当大宝上幼儿园时，妈妈怀二宝会有更多的时间腾出来照顾肚子里的宝宝。等到二宝出生时，大宝已经3～4岁，自理能力得到提高，父母能腾出更多的时间去照顾更小的孩子。

另外，大宝已步入童年期，他们更愿意跟小伙伴待在一起，求知欲更强，并开始了创造性思维。他们与弟弟或妹妹少了那种年龄相仿的竞争感和年龄差距大的陌生感，相反，他们对新生的宝宝充满兴趣，也很容易充当起照顾小宝宝的角色。

相隔 4 岁以上

如果两个孩子之间的年龄差距在 4 岁以上，大宝已经有了自己的想法，且由于习惯了被全家宠爱的状况，会容易产生怨恨情绪，因为他觉得自己的家庭地位被新来的宝宝霸占了。在日常生活中，他们没有共同语言，可能不愿意分享玩具或者朋友，长大后彼此没那么亲近。作为父母，想要同时满足不同年龄段孩子的需要是非常困难的，一个孩子可能在用积木搭城堡，而另一个孩子却想把积木放进嘴里啃。

较大的年龄差可以减少一些年龄相近的孩子之间常发生的争执，大宝也容易把二宝当作自己保护的对象看待，并对小孩子显示出真正的爱心。

如果大宝已经 4 岁以上，妈妈考虑生二胎，要提前与大宝沟通，并做好大宝的心理辅导，让大宝接纳二宝，也为以后两个宝宝的相处打好基础。

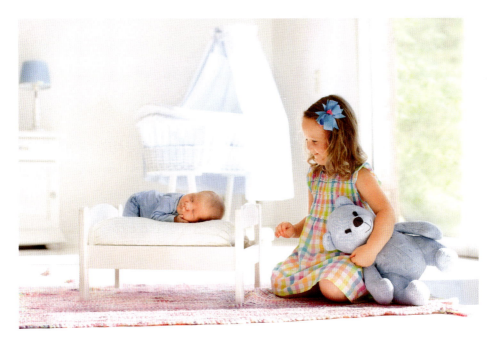

由于身体原因或意外怀孕等，很多父母并没有机会自己选择下一个宝宝到来的时间。如果你有机会在这个问题上反复权衡，那你也不必过于纠结，如果你认为自己能够很好地应付目前的状况，且对两个宝宝的成长更有利，再开始计划进一步增加负担。如果你已经感觉力不从心，而且你还有时间再等等，那就等到你感觉更游刃有余的时候，再计划增加为人父母的责任吧。

二、征求大宝的意见

大宝对二宝的感受会直接影响大宝对二宝的对待方式和他自己的心理、行为。当你们已经决定生二胎，父母应该先跟大宝沟通一下，了解大宝的内心想法。

1 怀二胎前与大宝好好沟通

生二胎需要提前与大宝沟通吗？答案是肯定的。

根据杜恩和肯德里克对儿童如何接纳新生婴儿进行的研究表明，随着第二个婴儿的出生，母亲对第一个孩子的关注和注意都会减少，而第一个孩子如果已经超过2岁或者更大，往往能够很容易感知到与父母间的亲密关系已经被弟弟或妹妹的到来而破坏。因此，他们往往会变得更加对立和具有破坏性，同时，对父母的依恋程度也会降低。

为避免给大宝的生活和心理造成不良影响，也为了日后2个宝宝的健康成长，在决定生二胎之前，父母可先试着问问大宝的意见，再决定如何引导。

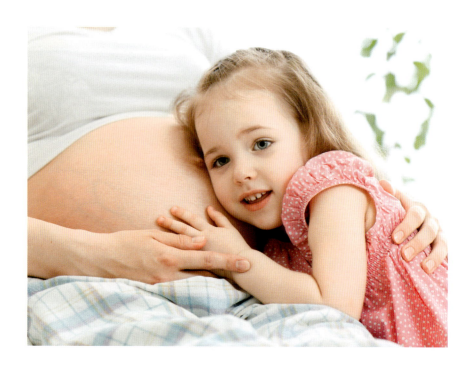

2 正确应对大宝的态度

当你试探性地询问了大宝的意见，孩子们的回答各异，不论是赞同、无所谓还是反对，家长都应该意识到，这既是他们真实意见的表达，又不能认为这是孩子一贯的持续不变的看法，因为他们毕竟还只是孩子。因此，既要重视孩子的看法，也不能因为一两次的对话，家长就匆忙做出结论。重点在于正确引导孩子认识到二宝到来之后的变化，并逐渐接受二宝。

如果大宝赞同，并不意味着你可以放心准备二胎的到来，你还是应该考虑到大宝可能只是出于好玩或单纯觉得小宝宝可爱的考虑，并没有完全弄清楚二宝的到来到底对他意味着什么。此时，家长应多试着告诉他二宝到来后，他需要面对的问题，再引导他接受二宝。

如果孩子反对，你也不必过于担心，他可能是担心二宝的到来会使爸爸妈妈不再爱他，或是担心妈妈会受伤……作为父母，应该细心了解孩子反对的原因，并在生活中多加暗示，消除大宝的担心，增强他对二宝的喜爱。

如果孩子无所谓，作为家长也应该仔细告诉孩子他在二宝到来之后会遇到的真实情况，帮大宝做好心理准备。

3 告诉大宝，二宝将带来哪些变化

想要大宝接受二宝，家长要提前让大宝明白，二宝出生后，他的生活将会发生哪些实质性的改变，包括大宝能收获到的好处，需要承担的责任。

二宝出生后带给大宝的好处

二宝出生后给大宝带来哪些好处，我们需要让大宝提前明白。比如，因为二宝的到来，大宝会得到二宝的爱，二宝长大后也会关爱他，这是独生子女家庭所没有的；二宝长大后会与大宝一起玩，走到哪里玩到哪里，不像其他孩子需要提前预约与他们玩的时间；大宝可以和二宝一起分享玩具、个人物品；大宝可以充当二宝的老师，会很有成就感；大宝会因为有了二宝而额外获得一些礼物……

大宝可能需要的付出

二宝的到来，也意味着二宝会与大宝争夺父母的时间和精力，家庭的资源等。例如，二宝出生的那段时间，妈妈会住院，爸爸需要去医院里照顾妈妈，到时候可能要麻烦爷爷奶奶照顾他；二宝出生后，妈妈每天都需要花很多时间照顾二宝，相比于以前，陪伴大宝的时间应该会减少一些；妈妈晚上会陪二宝睡觉，二宝晚上应该会哭闹，到时候有可能吵到大宝；二宝长大之后，可能会与大宝一起争夺玩具、吵嘴、闹别扭；大宝也可能要帮助妈妈一起照顾和教育二宝。在这些时候，就请大宝多体谅妈妈，当然妈妈也会尽量多陪伴大宝，让大宝感受到父母对他的爱不会因为二宝的到来而减少。

妈妈的变化

因为怀孕的关系，妈妈可能身体会逐渐变得笨重，肚子会慢慢变大，走路也会越来越慢，陪大宝玩的方式可能会发生改变；生二宝的时候，妈妈可能会受伤，还需要去医院住几天，不能陪伴大宝……这些也是大宝的担心，作为父母可以提前告知大宝，并提出合理的解决措施，以消除大宝的顾

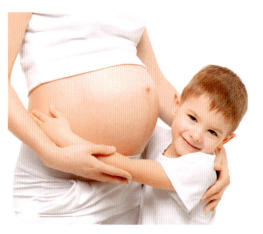

虑。不要总是和大宝说"妈妈生了弟弟妹妹陪你玩。"大宝毕竟是孩子，在二宝没有真正到来之前，不知道与二宝真实相处会发生什么事情。可能他所期待的事情都是美好的，也根本无法预测可能出现的冲突及失落。所以，给大宝做心理建设是一场持久战。家长必须在日常生活当中让大宝明白，二宝真的出生后，大宝有收获，也需要付出。

4 引导大宝接受弟弟或妹妹

"二孩"政策改变了传统的"4+2+1"的家庭模式，而对孩子来说，或许也改变了他们"集全家宠爱于一身"的状态。大人都在积极摸索着重新适应的方式，那么，如何让大宝适应，并主动接受未来的弟弟或妹妹呢？

孕前——潜移默化地影响大宝

父母在计划生二胎之前，可以尝试通过图书、故事、与小朋友游戏等方式来逐渐告知大宝：你和其他的小朋友一样，会有一个自己的弟弟或者妹妹。

在生活的细节中，可以见缝插针地暗示，例如假装游戏过家家，扮演如果有了弟弟或者妹妹，大宝的生活或者行为方式会是怎么样的。另外，可以带着大宝去已经有俩宝的家庭串门，近距离地接触二宝，了解别的小朋友是怎么同弟弟或妹妹相处的。

孕期——让大宝感受"二宝"的成长

当妈妈怀孕后，应该找一个合适的方式告诉大宝，并告诉他："你小时候也是这样在妈妈的'宫殿'里一点点的长大。"让大宝从心理上对二宝产生共鸣。

在孕育二宝的不同时期都和大宝分享二宝的成长，如二宝现在在肚子里有多大、发育了什么器官、会有哪些动作，可以让大宝感受一下胎动，带着大宝一起跟二宝讲话，和大宝一起给弟弟或妹妹起名字，让大宝共同感受二宝的成长。

此外，怀孕期间在为二宝的出生准备东西时，也不要忘了给大宝也买一点他喜欢的玩具，并告诉他"这是代替弟弟或妹妹送给你的"。这个过程能够让大宝逐渐感受到二宝的到来。

二宝出生后——有技巧地应对大宝情绪

二宝的出生往往占用了父母的大量时间和精力，这时大宝难免失落、焦虑，也会因此表现出异常行为。这时，需要父母理解大宝的不安，巧妙化解大宝的负面情绪。

作为父母，应创造机会多陪伴大宝，例如，在二宝睡觉或者条件允许的时候，争取尽可能多的时间同大宝单独在一起，聊天、玩玩具、讲故事、外出游玩等，减少大宝"因二宝的到来而父母被占有"的感受。

鼓励大宝参与到照顾二宝的过程中来。请大宝帮二宝拿尿布、衣服等，和大宝一起给二宝做抚触、被动操等，当然这些行为要保证在安全的条件下。同时，这个过程中，要给大宝积极的赞扬。这样不仅能增进两个孩子之间的感情，而且能让大宝在劳动中获得成就感。

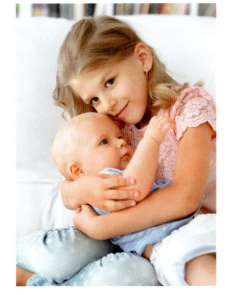

避免消极的暗示。家中长辈习惯性地对大宝开玩笑，诸如"有了弟弟，爸爸妈妈就不爱你了""你不听话，妈妈就只要弟弟啦"，都在无形中给孩子不良暗示，增加了他们的焦虑感。因此，父母应提前与亲友沟通，尽量不要与大宝开类似玩笑。

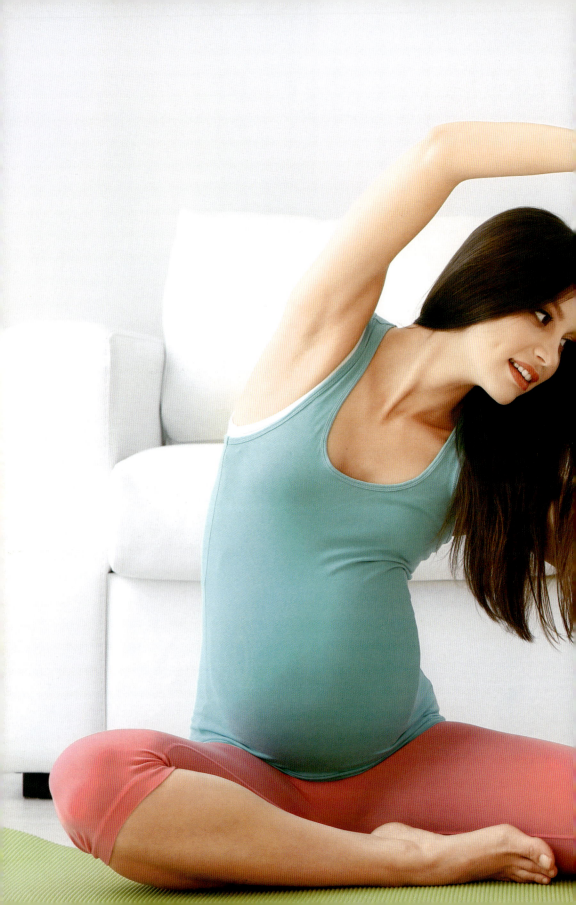

Part 2

调整体质，为二胎创造优生条件

二胎计划的实施对于很多父母而言，是一次浩大的"革命之旅"，需要与各种问题作斗争。为了取得这场斗争的胜利，首先要做的就是调整好体质，克服因年龄所致的各种身体障碍，从而迎接一个优质二宝的降临。

一、怀二胎前，先审视自己的身体

尽管身体已经有过孕产经验，但如果想要顺利怀二胎、生二宝，依然要重视备孕，做好身体准备。毕竟，怀二胎时的身体状况与头胎时往往有很大不同。

1 头胎产后的身体变化

头胎分娩一结束，妈妈的身体就开始朝孕前水平迅速地恢复。但是无论产后恢复得多好，相较孕前，妈妈的身体都会发生一些改变。下面，我们来具体看看头胎产后妈妈的身体发生了哪些变化吧。

身体部位	变化情况
阴道	生完头胎后，阴道的前壁会增长0.5~1.2厘米，后壁会增长1.0~2.0厘米。阴道深部肌肉、筋膜、神经纤维等可能会因为分娩而发生损伤；阴道和阴道外口的支持组织弹性也会有一定程度地减弱，变得松弛。如果分娩时产道有损伤，可能会累及会阴体及附着在周围的组织，如尿生殖膈、球海绵体肌、肛提肌等
子宫及子宫颈	在孕产过程中过度伸展的子宫组织会逐渐复原，若恢复不好容易出现子宫脱垂的现象。头胎产后，女性子宫颈皱起，变得像袖口一样的形状，产后7~10天后恢复到原来的形状。之后，宫颈口关闭，从未生产时的圆形变成经产后的横裂形
骨盆肌肉群	头胎产后，会使盆底肌、括约肌造成一定程度的损伤，需要4~6周才能恢复到孕前状态。如果恢复不良，可能会出现咳嗽时漏尿或膀胱控制减弱的情况，应重视产后盆底肌锻炼
月经	生完头胎后，月经恢复时就说明身体已经开始排卵了。但月经周期可能会发生变化，经量也会比以前有所增多。出现这种情况时，可先观察一段时间，暂时不用治疗。但如果一直不能恢复正常，则需在医生的指导下进行调理和治疗
内分泌	产后体内的雌激素和孕激素水平下降，阴道皱襞减少，外阴腺体的分泌功能和抵抗力减弱，容易出现内分泌失调的现象，引起面部黄褐斑、乳房肿块和子宫肌瘤，还可能导致免疫系统疾病、骨质疏松症等疾病。应重视产后调理，培养良好的饮食和生活习惯

2 怀二胎前实现标准体重

多数女性在头胎生完后,都会觉得自己胖了一圈,腹肌松弛、下垂、臀部宽大,手臂、腿部也堆积了大量脂肪。虽然在产后会有一定的恢复,但如果孕期体重增长过多,月子期间营养过剩,产后运动少,体重也会居高不下。而且,随着年龄的增加,女性身体基础代谢率下降,身体也更容易发胖。这对于备孕二胎来说,是极为不利的。不仅会导致受孕更难,孕后患妊娠并发症、早产的风险都会增高,出现产后并发症的概率也会增加。因此,想要顺利怀二胎,孕前就要有意识地控制好体重。

适合怀孕的标准体重

目前,国际上通常用体重指数(BMI)来衡量体形胖瘦与健康的关系。

$$体重指数(BMI) = 现有体重(千克) \div [身高(米)]^2$$

例:体重 55 千克,身高 158 厘米的女性,其体重指数为 $55 \div 1.58^2 = 22.03$

我国成人标准的体重范围即 BMI 值在 18.5～23.9,数值大于或等于 24 属于超重,大于或等于 28 属于肥胖。BMI 数值越大,肥胖程度越高。

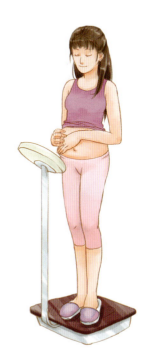

当然,体重也不是越轻越好。脂肪比率过低,会影响排卵,严重时还会引起不孕。而且,孕前体重过低,怀孕期间容易营养不良,使宝宝在宫内生长受限,分娩时也容易缺氧,造成产程延长,母婴健康都会受到威胁。所以,生完头胎后体重过重的女性,应注意减肥,将体重控制在标准范围之内。但也不要过度节食或锻炼,保持恰当的脂肪比率,合理饮食、适量运动,才有利于宝宝的顺利降临。

需要提醒的是,如果在孕前因体重超标而需减肥的女性,最好不要马上怀孕。为了给宝宝一个健康的孕育环境,最好能留出 3 个月到半年的时间,让身体适应新的模式,并建立良好的循环。

孕前健身计划巧安排

合理的健身计划不仅是指锻炼身体，还包括其他很多方面的内容。对于二胎备孕女性来说，提高身体素质，打造易孕体质，增强心肺功能，保持良好的备孕状态是健身计划的重中之重。

通常来说，一套健康的锻炼体系应包括三个方面：

①每周3～5次，每次20～60分钟的有氧运动，如步行、慢跑、游泳等。

②每周2～3次的肌肉加强训练，如力量器材训练。

③每周2～3次柔韧性练习，如日常的伸展、瑜伽运动等。而且，即使怀孕，这些锻炼计划也应继续被推荐进行。

如果你一直就有运动的习惯，可以将孕前健身计划一直延续到怀孕后。如果是平时就不爱运动的女性，可以选择一些容易坚持、运动强度不大的项目，如散步、游泳、瑜伽、健身操等。可以先从一些轻松的活动开始，如每天坚持散步10～20分钟，或是在日常起居中加进一些运动量，如用爬楼梯代替乘电梯，或是下班后步行一两站路再坐车。

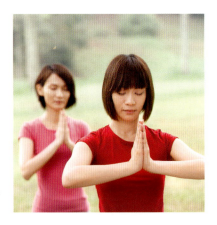

二胎备孕女性还可以做一些有针对性的运动，如胸部锻炼、腹部锻炼和腿部锻炼。胸部训练可以紧实胸部，提升胸部弹性，更好地促进产后泌乳和身体姿态的恢复，还能提高肺活量，增强心肺功能；腹部训练可以加强腹部肌肉的弹性，对怀孕时日渐加大加重的腹部大有益处，有助于顺利生产及生产后性能力的恢复；腿部训练能提高肌肉柔韧性和血液回流能力，缓解下肢水肿状态，提升身体的整体机能。

温馨提示

- ◆ 运动前先做5分钟的热身运动，运动结束后再进行5分钟的放松运动。
- ◆ 进行器械锻炼时，主要以锻炼肌肉群的力量为主。
- ◆ 运动时穿着舒适的运动服和运动鞋，运动期间要饮用足量的水。
- ◆ 运动要量力而行，不要过度运动，也尽量不要激烈运动。
- ◆ 运动途中如果感觉有任何不适，停止运动，并向医生咨询。

3 提前调理好子宫

子宫是女人最重要的生殖器官之一,也是孕育生命的摇篮,所以,子宫的健康与否会直接影响胎儿。然而,生育过头胎的妈妈子宫健康状况或多或少会受到一定影响。因此,准备怀二胎前,一定要先调理好子宫的健康状况,给宝宝优质的孕育环境。

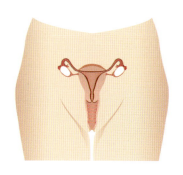

疤痕子宫怀孕注意

有些女性由于第一胎生产时选择剖宫产,导致子宫上有疤痕的存在,俗称"疤痕子宫"。有子宫肌瘤摘除术及子宫畸形矫治术史者也列为疤痕子宫。一般来说,有疤痕子宫的女性比非疤痕子宫的女性怀孕难度要大,且孕期风险要比非疤痕子宫的女性高,会出现如子宫破裂、产后出血、前置胎盘等问题。

所以,有疤痕子宫的女性如果要再次生育,应特别注意如下问题:

▶ 如果是有过剖宫产的女性,应严格避孕2年后再怀孕。怀孕前应至少提前3个月到医院做相关检查和评估。一旦发现问题,必须尽快治疗。

▶ 如果是头胎后做过子宫肌瘤剔除术的女性,想怀二胎,应在术后至少间隔3~6个月再考虑受孕。若术中瘤腔贯穿子宫全层或切口感染,应将受孕时间延长至术后1年。

▶ 疤痕子宫女性应重点关注子宫切口的愈合情况、疤痕缝合的情况、胚胎着床的位置等。若超声检查发现子宫切口疤痕处肌层薄或肌层中断时,视为子宫切口愈合不良,不适合再孕。

防治子宫脱垂

在头胎孕产过程中,支撑子宫的各种韧带组织过度伸展,甚至发生撕裂损伤,可能会发生子宫脱垂和阴道前壁脱垂的现象。整个孕期和产后,缺乏锻炼、盆底肌肉松弛也是导致子宫下垂的原因之一。体形偏瘦或偏胖以及大龄妈妈,由于肌力差,更容易出现子宫脱垂。

轻微子宫脱垂，可以尝试盆底康复治疗来改善，如阴道哑铃。具体方法：取仰卧姿势，将特制的阴道哑铃涂上润滑膏，插入阴道，收缩肌肉，将哑铃往上吸，然后站立起来开始进行锻炼，以恢复和加强盆底肌力，改善阴道松弛、子宫脱垂的状况。平时可常进行加强盆底肌的锻炼，如提肛运动。若子宫脱垂现象较为严重，可通过手术来控制那些难以得到锻炼的肌肉进行收缩。

应对宫颈松弛

如果有过妊娠史或流产史，再次怀孕后，从怀孕第4~5个月开始，宫颈内口就容易变得松弛，程度发展严重后，容易导致破水而流产。但这种流产很少出现出血或下腹胀痛，白色分泌物却较多。所以，当察觉到白色分泌物增多的时候，就要及时去医院。

预防宫颈松弛，二胎妈妈在怀孕前，需做超声检查和宫颈扩张试验。怀孕中期，如果阴道分泌物较多，就要及时做超声检查，测定宫颈长度和宫颈内口宽度，以便及时发现和治疗宫颈内口松弛。可以在怀孕第14~18周时，预防性地做宫颈环扎术。到足月或出现产兆时，再拆除缝线，宝宝就能顺利娩出。注意，若有宫颈松弛或流产征兆，一定要禁止性生活。

调理宫寒

温暖的环境是孕育生命的首要条件。若二胎妈妈在孕前检查出有宫寒，应调理好了再受孕。

宫寒不是一朝一夕形成的，多与体质和生活习惯有关，如喜欢吃冷饮、夏季长时间吹空调、冬天不注意腹部保暖、不爱运动等。想要培养一个温暖的子宫，备孕女性应注意远离这些坏习惯。另外，调理宫寒有个简单的方法——泡脚。泡脚有利于促进气血运行、疏通经络、解表散寒。可在每晚临睡前用热水泡脚15分钟左右，泡完脚后双脚互相搓搓脚心，或适当进行脚部按摩。泡脚水可在医生的指导下适当选用调理宫寒的中药材。

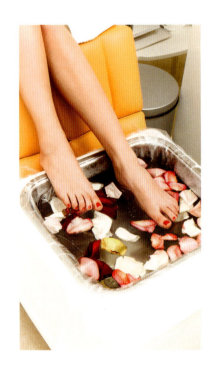

4 呵护好卵巢

如果说子宫是孕育生命的土壤,那么卵巢就是孕育生命的源头——种子。只有卵巢分泌出健康的卵子,才能孕育出优质的生命。正常情况下,女性 49 岁左右,卵巢才会逐渐停止活动、发生停经。如果卵巢功能早期衰竭,那么在 40 岁以前卵巢活动就会逐渐停止,出现停经,影响二胎受孕。同时,卵巢又是一个非常容易出现囊肿的器官,当卵巢功能出现异常,无排卵或无法排出健康的卵子,就会导致女性不孕或孕后容易发生早期流产。

影响卵巢功能的常见因素

疾病、年龄、体重、情绪、生活环境和生活方式等,都会影响到卵巢的储备和排卵功能,进而影响到女性的生殖健康和生活质量。

影响因素		症状及说明
妇科因素	多囊卵巢综合征	临床常有月经异常、不孕、毛发重、肥胖等症状,诊断需结合临床症状的综合表现,做激素水平检查和超声波检查,并排除其他疾病
	子宫内膜异位症	常有痛经、性交痛、慢性下腹部疼痛等症状,易导致盆腔粘连、盆腔环境紊乱,从而出现不孕或早期流产
	盆腔炎	临床主要表现为阴道分泌物异常与下腹部疼痛,严重者还会有卵巢、输卵管脓肿及盆腔粘连
非妇科因素	高龄	年龄超过 35 岁
	疾病	患有糖尿病、脑垂体及下丘脑肿瘤、肥胖、肾上腺功能异常、甲状腺疾病等
	其他	长期情绪紧张或精神压力大;三餐不定时,长期不吃早餐;经常熬夜、作息紊乱;过度减肥;吸烟酗酒;不爱运动或过度运动

卵巢功能衰退与异常调理

出现卵巢早衰和卵巢功能异常，应在医生的指导下进行治疗和调理。另外，不良的生活习惯是导致女性卵巢早衰和卵巢功能异常的重要原因之一。备孕女性平时应注意调整饮食和生活习惯，多做有氧运动，保持良好的心态。

定期检查。如发现异常，应及早治疗，并定期随诊。如果是恶性卵巢肿瘤，最好是进行手术、放化疗和中药调理等综合治疗手段。

重视饮食调养。注意营养均衡，摄入足量蛋白质，控制脂肪及糖的摄入量，特别注意补充维生素E、维生素D、铁、钙等。

保持良好的情绪。气郁容易导致气血不通，卵巢的健康也会受影响。女性要经常保持心情愉快，学会自我调节情绪，学会减压，劳逸结合。

加强体育锻炼。坚持有规律的运动锻炼，可以起到增强体质，提高免疫力的作用。可以多做一些有氧运动，如慢跑、游泳、瑜伽等。

科学避孕。改良避孕方法，尽量避免长期服用避孕药，同时注意避免人工流产。

5 月经问题及时诊治

月经周期正常而有规律，卵巢规律地排出健康的卵子，是成功受孕的关键。正常的月经周期为28～35天，长短因人而异，提前或推迟7～10天都可以算作正常范围，只要能保持一定的规律，就不算是月经不调。

月经不调，尤其是少经症、多囊卵巢综合征患者，通常会隔很长时间才有一次月经，这样月经周期长，排卵机会少，受孕的概率当然会大大缩减。而月经周期过短，往往与黄体功能不全有关，尤其是合并子宫内膜异位症时，即使有排卵，也不易怀孕，即使怀孕，流产的概率也会增加。

如果生完头胎后，你出现了月经不调的情况，一定要及早检查，积极配合医生进行治疗。另外，如果能在每次月经来潮时及来潮前后做好经期保健，对子宫和卵巢的功能都会有帮助。备孕女性在月经期间应保持充足的睡眠，多吃含铁丰富的食物，适当进行有氧运动，有意识地调节自己的情绪，保持心情愉快。这样不仅可以调理身体，提升免疫力，还能促进女性激素的分泌，提高受孕的概率。

6 不可忽视的输卵管

输卵管被称为孕育生命的通道,健康的输卵管是顺利怀孕不可缺少的条件。但是,输卵管非常脆弱,一不小心就会出现问题,因为输卵管问题而导致不孕的女性也越来越多。保护好脆弱的输卵管,是每一位备孕女性必做的功课。

避免人工流产。 平时应做好避孕措施,尽量避免人流手术,人流手术会增加生殖器感染的机会,不正规的人流手术还易造成输卵管阻塞。

特殊时期禁止性生活。 经期或产褥期禁止性生活。若做过流产手术,术后一个月内禁止性生活。禁止不洁性生活。

彻底治疗感染。 如果发生了盆腔炎或流产后感染,一定要在医生的指导下彻底治愈炎症。

保持良好的生活和卫生习惯。 身体一旦出现了不适一定要及时诊治,不要拖延。平时应注意私处卫生,勤换洗内裤,勤洗澡。

7 注重头胎后盆底肌的恢复

女性盆底肌肉承载着尿道、膀胱、子宫和直肠等部位的功能,针对盆底肌进行练习,可以增强盆底肌肉力量,改善头胎后小便失禁或膀胱控制减弱的情况。有了强健的盆底肌,第二胎如果是顺产,产程也会更顺利。盆底肌练习还能促进直肠和阴道区域的血循环,预防痔疮,加速会阴伤口愈合。经常练习还可以增强阴道的弹性,给性生活加分。

锻炼盆底肌的方法很简单,而且不需要借助外力,就是常做练习收紧和向上提阴道和肛门的运动。具体方法:向上收缩、收紧肛门和阴道,坚持10秒左右,然后再放松约10秒。也可以尝试快速收缩肛门,再放松,重复20~50次。时间不限,坐、行、躺等多种姿势都可以进行。练习时身体其他部位保持放松,只有盆底肌肉用力,不要收紧腹部、大腿或臀部。可以把手放在腹部,帮助确认腹部保持放松。如果有轻微尿失禁,在打喷嚏或咳嗽时收紧盆底肌,可以防止遗尿。

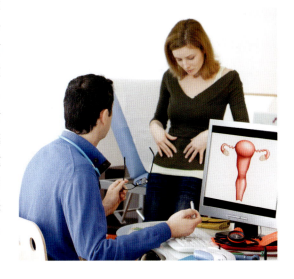

8 孕前需要治疗好的疾病

疾病类型	疾病危害	治疗指导
贫血	孕前不干预,孕后很可能会发生贫血性心脏病、心力衰竭、产后出血、产后感染等疾病。贫血还会导致胎儿宫内发育迟缓,出现早产或死胎、低体重儿等	查明引起贫血的原因,进行针对性治疗。如果是缺铁性贫血,可选择食补,多吃含铁和蛋白质丰富的食物。如不好转,应遵医嘱服用铁剂,待贫血情况稳定后再妊娠
高血压	妊娠时如果有高血压,胎盘血管容易破裂,造成胎盘早剥。妊娠高血压综合征还会导致弥散性血管内凝血,即引起血不止的疾病,直接危害孕妇的生命安全	遵医嘱合理治疗,待自觉症状基本消失,血压也控制在允许怀孕的范围之内,即可妊娠。怀孕后也应重视孕期检查,经常测量血压,预防妊娠高血压综合征
肾脏疾病	妊娠后,母体血容量会增加,肾脏负担加重。肾脏病患者妊娠后,会导致病情加重,并发妊娠高血压疾病,易引起早产、流产	孕前应经肾内科评估,如果病情允许,才可考虑妊娠,但要经过合理治疗,稳定症状。严重的肾脏病不宜妊娠
肝脏疾病	妊娠后,肝脏负担也会增加。如果有肝脏疾病,会使病情恶化,而且还容易发生孕期并发症	目前对于肝脏疾病的治疗,方法较多,效果也较好,一般都可以把病情控制住。待疾病好转后,可以考虑妊娠
糖尿病	一方面,糖尿病会影响后代,增加子女患糖尿病的风险;另一方面,糖尿病女性合并妊娠,如果血糖控制不良不仅对孕妇有害,还会导致胎儿畸形,甚至导致胎儿在宫内死亡	严重糖尿病患者不宜妊娠。轻型糖尿病,通过采用合理的饮食、运动疗法及药物治疗,可在医生的监护下怀孕与分娩

疾病类型	疾病危害	治疗指导
心脏病	原有心脏病的孕妇随着妊娠进程会出现心功能不全，造成血运障碍，引起胎盘血流异常，从而导致流产、早产、胎盘功能不全等，母婴健康和生命都会受到威胁	请医生评估是否能够怀孕，若可以怀孕，需在医生的正确指导下度过整个孕期。如有必要，需在医院接受治疗和监护
结核病	如果孕妇患有传染性结核病，可传染给胎儿，有流产、早产的危险，甚至可造成死胎	经过抗结核治疗后，还应定期进行健康检查，确认完全治愈后才能考虑怀孕
牙周病	孕期激素水平的变化，免疫功能变差，容易导致牙龈血管增生，牙周病加重，发生早产和新生儿低体重的概率变大	孕前应进行全面的口腔检查和系统的治疗。孕期也需注意口腔卫生，若出现口腔问题，应及时就医
阴道炎	带病妊娠可能会导致胎膜早破、早产，经产道分娩还会造成婴儿感染，患新生儿鹅口疮等疾病	孕前需在医生的指导下彻底治愈，孕期注意个人卫生和生活护理
子宫肌瘤	怀孕后由于激素水平的变化，可能导致子宫肌瘤突然增大，发生恶性病变，严重者会影响胎儿的生长发育，甚至引起早产或流产	子宫肌瘤患者孕前一定要到医院检查，听取医生的诊疗意见。若孕期发现，需根据子宫肌瘤的大小和生长位置，决定治疗方法和能否继续妊娠
性传播疾病	淋病、梅毒等性传播疾病，都会不同程度地影响女性受孕甚至不孕，即便怀孕，也易造成流产、早产、死胎、新生儿先天性梅毒等	疾病治愈后，再经过几个月的恢复期，将体内残余药物代谢后便可以受孕

二、不得不正视的年龄问题

二胎妈妈往往也是高龄妈妈。了解高龄产妇的相关知识及优生法则,可以让备孕女性做好充分的心理和身体准备,安心备孕。

1 年龄问题需要考虑

从生理规律来说,一般认为女性最佳生育年龄在24～29岁,生二胎的最佳年龄也应该在这个范围之内。在此阶段,女性的生育力最为旺盛,子宫收缩力最好,出现难产的机会比较小,利于孕育及抚育宝宝。过了30岁,生育能力开始缓慢下降,35岁以后迅速下降。

医学上通常把年龄在30岁以上生产的产妇,称为"大龄产妇";把年龄超过35岁生产的产妇,称为"高龄产妇"。由于有过生育经历,高龄二胎妈妈又被称为"高龄经产妇"。虽然已经孕育过一个健康的宝宝,但随着年龄的增长,女性身体各器官功能都有所衰退,成功受孕的概率也会越来越低,卵细胞发生畸变的可能性增加,发生妊娠并发症、流产、早产、难产、胎儿畸形的概率也会大大增加。因此,最好做好生育计划,尽量不要超过35岁生二胎。

对于男性而言,30～35岁是最佳育龄。在这个阶段,男人正当青壮年,身体素质优秀,事业趋于稳定,养育孩子的物质能力优越,心理能力也成熟。但超过35岁,男性精子质量逐步下降,出现基因变异的概率增加,生育能力大大降低。有研究表明,当父亲年龄超过40岁,子女发生畸形的概率增加约1倍。

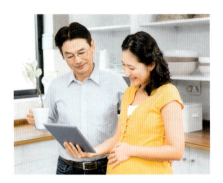

所以,对于二胎家庭来说,年龄是一个不可忽视的因素。备孕男女孕前应考虑到高龄二胎妊娠风险,并做足准备,从而孕育出一个健康、聪明的宝宝。

2 高龄经产妇的妊娠风险

无论是第一胎还是第二胎,与适龄女性相比,高龄妊娠发生危险的概率确实会更大一些,这是不争的事实。高龄备孕女性应正视这一情况,根据自己的身体状况，调理身体，提前采取有效措施规避风险或把风险降到最低。一般来说，高龄经产妇妊娠期间需要注意以下几大风险：

流产的概率增大

随着年龄的增长，女性的卵巢功能会逐渐退化，卵泡质量下降，子宫对胚胎的容受性下降，容易导致流产。而且，胎儿染色体出现异常的概率也随之增加，易使胎儿发育异常，甚至流产。从右图可以看出，一般年龄越大，发生早期自然流产的概率也越大，所以高龄二胎妈妈一定要认真做好孕早期检查，及早识别容易影响流产的因素并积极处理。

年龄	流产概率
30岁以下	7%~15%
31~34岁	8%~21%
35~39岁	17%~28%
40岁以上	34%~52%

容易难产

女性年龄过大时，子宫颈部、会阴及骨盆的关节会变硬，更不利于分娩时的扩张。同时，子宫的收缩力和阴道的伸张力也较差，加之伴随年龄而来的骨质疏松、体力不支等原因，更容易导致分娩时速度缓慢，分娩时间延长，难产的概率增高。

妊娠并发症增多

年龄越大，孕期更易患高血压、糖尿病等疾病。资料显示，妊娠高血压在高龄孕妇中的发生率比适龄孕妇高出2~4倍，妊娠糖尿病的发生率更比适龄孕妇高出3倍以上。

更易早产

高龄孕妇的子宫内环境相对较差，更不利于胎儿的生长发育，在妊娠晚期较适龄孕妇更容易发生异常，使胎儿提早出生。

婴儿先天畸形概率大

孕妈妈的年龄过大，胎儿在发育过程中出现染色体异常的风险增大，不仅容易导致流产，还容易怀上患有唐氏综合征的宝宝，婴儿先天畸形的概率也随之增大。

产后身体恢复慢

女性过了30岁，尤其是在35岁以后，全身器官组织的功能都开始减退，而生产是一件非常消耗体力与元气的事情，这些都会导致高龄妈妈产后恢复的速度变慢，发生产后并发症和产褥病的概率也会加大。

3 警惕高龄备孕"拦路虎"

虽然孕育过一个健康的宝宝，但随着年龄的增长，女性卵子质量下降，卵巢储备功能降低，子宫内膜容受性也在逐渐变差，这些因素都加大了女性不孕、难孕的概率，成为高龄二胎女性孕育路上的"拦路虎"。

卵子逐年"老化"

卵子是孕育宝宝的"种子"，然而随着年龄的增长，女性的卵子也在逐年"变老"，从青春期、成熟期逐步进入衰老期。尤其是现代社会工作生活压力大、环境污染严重，加之不良的生活习惯，如长期大量饮用咖啡、久坐不动、吃减肥药等，高龄女性的卵子质量堪忧。

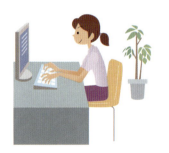

卵巢储备能力降低

不仅仅是卵子质量变差，卵巢的储备功能也在逐年降低。在胎儿期的时候，女性卵巢内的原始卵泡数量是最高的，青春期开始后，卵泡数量随着每一个周期的消耗，会越来越少，而且是一个不可逆的消耗过程。随着年龄的增长，卵巢内的原始卵泡或卵巢皮质内的其他重要组织被过度消耗或者破坏，会导致卵巢储备的异常下降，出现卵巢储备功能不足的情况，容易导致女性不孕。

身体素质下降更易不孕

已过最佳生育年龄的女性除了身体各脏器功能减弱，难以保证安全妊娠外，还会因为身体素质下降，容易患上子宫肌瘤、宫颈病变、子宫内膜异位症、乳房肿瘤、卵巢囊肿、卵巢早衰等疾病，让高龄女性难以再怀上宝宝。

4 高龄女性二胎备孕法则

高龄女性一旦准备生二胎，孕前就一定要做好各项准备工作，花更多的心思来调养身体，在医生的指导下积极治疗身体各项疾病，保持乐观豁达的心态，让身心都保持在良好状态。

孕前检查不可忽视

一般来说，高龄女性的优质卵子相对较少，若患有输卵管炎症、子宫内膜异位症等妇科疾病，还易造成不孕、流产、宫外孕等。所以，系统全面的孕前检查格外重要。另外，伴随年龄增长而来的是胎儿出现染色体异常的风险增加，进而导致流产、死胎、早产、胎儿畸形等的发病率增加。因此，尽管已经孕育过一个健康宝宝，35岁以上二胎备孕夫妻在孕前也一定要做好遗传咨询。

认真听取医生的建议

因为高龄的问题，很多二胎备孕女性的身体存在着各种各样的疾病隐患。一方面，备孕女性应诚实地向医生提供相关信息；另一方面，应认真对待医生给出的诊疗建议，积极配合医生进行治疗和调养，为宝宝的到来提供一个适合的生存环境。

养成良好的生活习惯

良好的生活习惯，可以帮助高龄女性克服年龄障碍，延缓卵子老化。高龄备孕女性应做到：规律作息、不熬夜，不吸烟、酗酒，不滥用避孕药、减肥药等，避免久站、久坐和高压工作。平时应坚持合理的身体锻炼，既能控制体重，又能增强体质，保持卵子活力。

重视孕前营养调补

在准备怀孕的前3～6个月，应戒除不吃早餐、暴饮暴食等不良饮食习惯，合理安排一日三餐，保持饮食多样化，并注意适当多吃一些含优质蛋白质、维生素和矿物质丰富的食物。

保持乐观平和的心态

高龄女性的心理通常会比年轻女性成熟，但对孕产和育儿的顾虑也会较多，以致时常处于精神紧张的状态。其实，焦虑与紧张是怀孕之大忌。备孕女性应学会调整自己的心理状态，树立信心，宝宝自然会顺利且健康地到来。

三、怀二胎的好时机

随着国家二胎政策的开放,不少家庭都想趁着机会赶紧生二胎,这种心情可以理解。但是,生宝宝不是赛跑,越快越好,把握好合适的时机非常重要。

1 与前一胎需要有间隔时间

有些妈妈刚生完头胎,就想要"一鼓作气"再生二胎,认为再辛苦也不过这几年,熬熬就过去了。然而,医学研究证明,两胎离太近并不是特别合适,毕竟女性的身体及子宫功能需要一定的时间来恢复,过快怀二胎可能会面临一系列健康风险。

头胎是顺产

生二胎没有严格的时间限制,一般产后1年就可以考虑怀二胎。哺乳妈妈应在宝宝断奶后再准备怀孕。再次怀孕前,需做孕前检查,查看输卵管、子宫等生殖器官是否适合再生育。

头胎早产

早产后,子宫至少需要3个月的时间才能完全恢复,有些器官完全恢复可能还要更久一些,因此,最好在1~2年后再考虑怀孕。为预防二胎早产,一定要做好孕前检查,了解可能引起早产的原因,以便采取相应的措施。

头胎是剖宫产

最好在2年之后再备孕二胎。其间,一定要做好避孕措施。因为剖宫产后子宫切口完全愈合需要一定的时间,过早怀孕,在孕后期或分娩过程中,子宫瘢痕容易裂开,易造成大出血甚至危及生命。

流产后怀二胎

即使流产了,身体也已经进入了一个怀孕的过程,各器官也已经为适应怀孕而发生了相应的变化,因此需要一定的时间来恢复。最好等半年到1年的时间再怀孕。

注意事项 如果暂不要二胎,但有二胎计划,记得用可逆的屏障避孕法。常见的有:避孕套、阴道隔膜、宫内节育器、皮下埋植剂、长效避孕针、避孕贴片、口服避孕药等。

2 安全复孕需要有时间间隔

生完头胎后若采用了一定的避孕方法，备孕二胎时，不仅仅是停用这些避孕方法就可以了，还需有一定的时间间隔，帮助身体恢复。

如果你通过服用长效口服避孕药来避孕，那么在怀二胎前，最好停用避孕药6个月，这期间改用避孕套避孕。长效口服避孕药属于激素类避孕药，吸收代谢时间较长，停药后，体内残留的避孕药需6个月才能被完全排出体外。

如果你是避孕针避孕，准备停用避孕针时，在注射最后1支后，从月经来潮的第5天开始，按正确的用法服用短效避孕药，这样连续用2~3个月经周期，防止突然停用避孕针后发生月经紊乱的现象。同时，为了避免避孕药的致畸危险，请在停药半年后再准备怀孕，在此期间可选择工具避孕法，如避孕套等。

如果你采取皮下埋植剂避孕，取出皮下埋植剂后，它所释放的激素在血液中的浓度很快就会下降，并从血浆中清除。所以，在月经恢复正常后，就可以计划再怀孕了。

如果是采用避孕贴片避孕，停止使用贴片后，排卵可能会受到一定的影响，所以最好过3~6个月后再考虑怀孕。

若是使用阴道避孕药环避孕，停止使用后，宜等3个月后再怀孕。孕前可以做一个全面的妇科检查，了解使用阴道药环期间身体有没有出现异常变化，同时注意观察停用后阴道流血情况，发现异常应及时处理。

若使用宫内节育器避孕，可在月经干净后3~7天后取出，取出后很快就能恢复生育能力。但是，宫内节育器作为一种异于身体组织的物体，会对子宫黏膜有一定的影响。因此，取出节育器后，需给子宫内膜一个恢复的时间，最好在月经恢复正常并经过2~3个周期后再怀孕。

生完第一个宝宝后，如果做了输卵管结扎或输精管结扎，打算生二宝时，可以在医生的指导下做输卵管复通术或输精管吻合术。

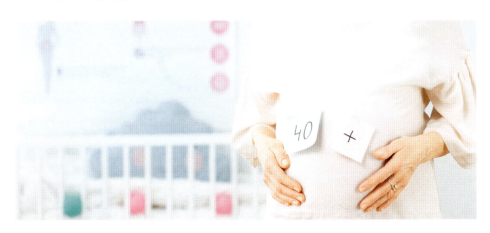

3 准确计算排卵期

正常生育年龄的女性，每个月都有一个卵子发育成熟并排卵，刚排出的卵子最新鲜，活力最强。怎样让它第一时间与精子"见面"呢？这就要求备孕女性学会算排卵日期。通常，从排卵前3天到排卵后3天，连同排卵日在内共7天，称为排卵期，也是最容易受孕的时期。

下面介绍几种简单的测试排卵期的方法，备孕女性可根据自己的实际情况进行选择，多种测量法同时进行，以提高测量结果的准确性。

推算月经周期

如果月经规律，可以根据月经周期推算排卵日期。一般情况下，排卵日多在下次月经来潮的前14天左右。举例来说，如果你的月经周期是28天，排卵日应在月经周期的第14天左右；如果月经周期是35天，排卵日大概在第21天。

不过，排卵与环境、情绪、健康状况、性生活、药物等因素都息息相关。在这些因素的影响下，有时可能会提前排卵，或推迟排卵，或暂时不排卵。所以，单纯根据月经周期推算排卵期，有时也会不准。

B超监测排卵

借助B超，可以监测到卵泡，了解卵泡的发育情况（包括生长速度和发育质量），有无排卵，并推算出排卵期。以月经周期28天为例，你需要做这几次B超：

第1次： 安排在月经周期的第8天左右，了解有多少个卵泡同时发育，较大的卵泡直径有多大。

第3次： 安排在月经周期的第13天左右，即排卵前，这时B超会显现出卵泡周围透声环，通常24小时内即可排卵。

第2次： 安排在月经周期的第10天左右，可以看到1~2个优势卵泡，还能计算出卵泡的生长速度。

第4次： 安排在月经周期的第14天左右，即排卵后，这时卵泡已经消失或显著缩小了5毫米以上，子宫直肠隐窝内可见液性暗区4~6毫米，甚至更多。

如果B超与其他任何检测排卵的方法出现矛盾，以B超为准。

测量基础体温

从月经来潮的当天起,每天早晨醒来,在未做任何活动前(包括说话、进食、起床等),将体温计含入口中,等待 5～10 分钟,测定口温,得到的就是基础体温。把测得的数值记在坐标纸上,同时记录来月经和有性生活的时间。此后,每天在同一时间,用同一支体温表测量每天的基础体温。按日期把这些数值连成曲线,观察曲线就可以了解到基础体温随时间的变化情况。

一般情况下,排卵前基础体温在 36.6 摄氏度以下,到排卵日前一天,体温会再下降一点,排卵日这天体温最低,一天后(即排卵后)基础体温会上升 0.3～0.5 摄氏度,持续约 14 天。在这之后,如果没有怀孕,到了月经前的 1～2 天或月经第 1 天,体温就会重新下降到以前的水平,月经如常来潮。如果怀孕了,温度就会保持在 37 摄氏度左右。

排卵试纸测排卵

每一位女性的月经周期长短不一,月经不规律的现象也较为常见,在进行自我测定时较难准确测定排卵期,这时可使用排卵试纸进行测试。

测试方法:用洁净、干燥的容器收集尿液。收集尿液的时间最好在上午 10 点到晚上 8 点之间,尽量在每天同一时刻收集尿样。收集后,将试纸有箭头标志线的一端浸入尿液中(液面不可超过试纸上的 MAX 线),约 3 秒钟后取出,平放 10～20 分钟,观察结果。若在检测区(T)及控制区(C)各出现一条色带,T 线与 C 线同样深,为阳性,预测 48 小时内排卵;若 T 线深于 C 线,预测 12～24 小时内排卵;若仅在控制区(C)出现一条色带或 T 线浅于 C 线,表明未出现黄体生成激素高峰或峰值已过,为阴性,表示不处于排卵期;若在控制区(C)未出现色带,表明检测失败或检测条无效。

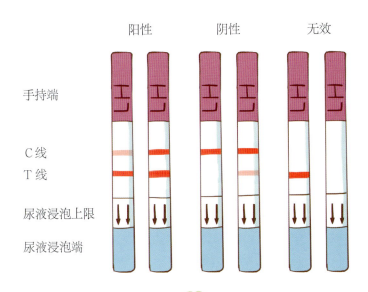

宫颈黏液预测法

宫颈黏液会随着雌激素水平的变化而变化,这种变化有明显的规律性,通过观察宫颈黏液的性状可以预测排卵时间。通常情况下,排卵前,宫颈黏液会变得和鸡蛋清一样清凉润滑,呈透明状,拉丝度高且不易拉断。出现这种黏液的最后1天的前后48小时之间就是排卵日。

4 一年中的受孕好时节

一般而言,不建议备孕女性在初春时节和寒冷冬季怀孕,最好选择在夏秋之交怀孕。

怀孕早期对宝宝的发育至关重要。如果在夏秋之交怀孕,可以使怀孕早期避开初春流行病的易感时期,也能避开寒冷、污染较重的冬季。若选择在夏秋之交怀孕,怡人的气温便于孕妈妈到大自然中活动,呼吸新鲜空气。而且,此时各类新鲜的蔬菜水果大量上市,孕妈妈可以获取丰富的营养,利于胎宝宝的健康成长。到了宝宝出生时,正好是充满生机的春季,正是宝宝长身体的好时机。产后你也不必在寒冬腊月里坐月子,利于产后恢复。

5 避开"黑色"受孕期

所谓"黑色"受孕期,是指精子和卵子在人体异常的生理状态下或不良的自然环境下相遇,形成受精卵。这样的受精卵,容易受到各种干扰,质量不高,在孕期很容易发生流产、早产、畸胎等风险。以下时期属于"黑色"受孕期,备孕女性应避开此时怀孕。

人体生理节律低潮期

人体处于生理节律低潮期或低潮与高潮期临界日时,易出现情绪不稳、做事效率低、注意力难集中或健忘、判断力下降的现象。同时,身体抵抗力下降,感染疾病的概率增大,不利于受孕。

身体疲惫或心情不佳的时候

研究证实,夫妻双方或一方身体疲惫或心情欠佳,会影响精子或卵子的活力,不利于形成优良的受精卵,并影响受精卵的着床和生长,导致胚胎停育、流产或影响胎儿脑神经的发育。

四、孕前检查必不可少

无论是怀头胎还是二胎,孕前检查都是必不可少的项目。科学的孕前检查,有助于及时发现并纠正不利于怀孕的因素,帮助备孕男女顺利受孕,并孕育出健康的宝宝。

1 生二胎一样要做孕前检查

可能有的女性会认为,既然已经孕育过一个健康的宝宝,那么再生一个宝宝肯定没多大问题,孕前没有必要再做检查,或认为仅仅只做一般的健康体检就行了。但实际上,孕育二胎的女性比头胎时的年龄要大,有的已经成为高危孕产妇,加上头胎孕产的影响,女性的身体可能会发生一系列未知的变化。所以,生二胎前女性也必须要做好孕前检查,一些特定身体指标更应多留意。

另外,孕育虽然以女性为主体,但精子是组成新生命的另一半,精子质量在很大程度上决定了胎儿的质与量。所以,准备要第二个宝宝的爸爸在孕前也需进行身体检查,尤其是精液检查。

2 安排好孕前检查的时间

孕前检查的时间过早或过晚,都可能影响到结果的准确性。检查的最佳时机是怀孕前的3~6个月,这样还可以给身体一个调适的时间。

女性孕前检查需要避开月经期,一般在月经干净后3~7天进行孕前检查较好;男性应该在性生活后的3~7天内进行孕前检查。

3 二胎孕前检查注意事项

留意一些检查细节和注意事项,可以让孕前检查结果更准确。

女性孕前检查注意事项

- ◆ 检查前3~5天内,要清淡饮食。
- ◆ 检查前3天内,不宜有性生活。

◆ 检查前1天内，不要清洗阴道内部。

◆ 检查前1天20点过后，不要进食，也不要剧烈运动，保持充足的睡眠。

◆ 检查当天不要吃早餐，也不要喝水或牛奶，因为有些检查项目需要空腹做。

◆ 检查当天，收集少许晨尿（起床后第一次排的尿液），放进干净的小玻璃瓶中，以备化验用。

男性孕前检查注意事项

◆ 检查前3天内，不要抽烟喝酒，不要吃油腻、糖分高的食物。

◆ 检查前3天内，不要有性生活。

◆ 检查前1天洗澡，保证身体的清洁。

◆ 从检查前1天晚餐过后直到第2天检查前，都不要再进食，以确保抽血前空腹8小时以上。

注意事项 二胎备孕男女应至少从怀孕前4周起，不要照X光，尤其是对内生殖器所在的腹部进行照射，以免对生殖细胞造成影响。如果一定需要进行X光检查，应至少过4周后再怀孕比较安全。

4 二胎备孕女性需要做的检查

二胎备孕女性的孕前检查主要包括常规的身体检查、妇科检查和优生优育检查。另外，医生还会根据备孕女性首次妊娠的经过、两次妊娠的时间间隔及孕妇身体的健康状况等适当增加或改变一些检查项目。

常规体检

包括体重、血压、血糖、血常规、尿常规、肝肾功能、心电图、乙肝五项等检查，以确定备孕女性是否患有贫血、糖尿病、泌尿系统感染、肝肾疾病、心肺功能不全等疾病，确保安全怀孕。

另外，随着年龄增长，血管内皮损害程度进行性加重，经产妇发生子痫前期、前置胎盘、胎盘早剥、胎膜早破、妊娠期糖尿病、妊娠期高血压和产后出血等妊娠并发症的概率明显高于初产妇。所以，在怀二胎前，应注意监测血糖、血压情况，如有异常，应及早治疗，待病情平稳后再怀孕。

注意事项 做体检时应如实告知医生自己的实际周岁年龄、病史及服用药物史、孕产史，以及自己和家人是否有遗传病史、先天畸形等。

生殖系统检查

想要孕育第二个健康宝宝，生殖系统检查很有必要，它可以帮助备孕女性了解现在的身体情况，能否正常受孕以及孕育宝宝的环境是否良好。生殖系统功能检查，通常包括妇科检查、白带常规、妇科B超等。这些检查可以确定子宫、卵巢、输卵管等的形态是否正常，也能确定是否存在妇科肿瘤等生殖器官的疾病，是否存在滴虫、真菌、支原体、衣原体等阴道炎或盆腔炎症。一旦发现问题应及早进行治疗，以免影响怀孕，也避免怀孕后对宝宝产生不利影响。

注意事项 有剖宫产、人工流产、引产、上取环等宫内操作史的经产妇，为确保孕育安全，孕前一定要进行生殖系统检查，尤其是输卵管及盆腔炎检查。

内分泌检查

生完头胎后，一些女性会出现经量异常或周期不规律的现象，或是排卵功能出现问题，多与体内激素有关。这时，需进行内分泌检查，即性激素六项检查，找出月经问题的原因。性激素六项检查包括卵泡生成激素（FSH）、黄体生成激素（LH）、泌乳激素（PRL）、雌二醇（eE_2）、黄体酮（P）和睾酮（T）。通过对这些激素进行分析，不仅可以判断生殖内分泌水平是否正常，也可以了解黄体和卵巢功能。

除了性激素六项外，甲状腺检查也不可忽视。甲状腺的功能不仅关系到内分泌和免疫系统，也会影响到二胎的孕育。而且，怀孕可使甲状腺疾病加重，也会增加甲状腺疾病发生的风险，而未控制的甲状腺疾病会影响胎儿的神经和智力发育。甲状腺检查通常包括对血清总T3（TT3）、血清总甲状腺素（TT4）、血清游离甲状腺素（FT4）、血清游离T3（FT3）、血清反T3（rT3）、促甲状腺激素（TSH）的水平检测。

注意事项 黄体功能不足者，应给予促排卵治疗；甲状腺功能低下者，应给予适量甲状腺素治疗。

优生四项检查

优生四项检查，即对风疹病毒、巨细胞病毒、弓形体和单纯疱疹病毒病原体进行筛查。备孕女性一旦感染这些病毒，怀孕后宝宝就可能发生宫内感染，导致流产、死胎、畸胎或胎儿先天智力低下等。做优生四项检查，可以了解近期有没有被感染的可能，体内有没有产生有效的抗体，并根据检测结果估算孕期胎儿发生宫内感染的风险。

优生四项检查最好在怀孕前进行，如果等到怀孕后再筛查，一旦发现了问题，可能会面临流产的艰难选择。对孕妈妈和整个家庭来说，都将是巨大的打击。

注意事项 梅毒螺旋体、淋球菌、衣原体、艾滋病病毒等病原体也会使宝宝在子宫内受到感染。因此，在怀孕前，夫妻双方都要做梅毒、淋病、艾滋病等疾病的筛查。

染色体检查

该项检查备孕夫妻都要做。孕前通过对染色体异常情况的筛查，了解可能导致胎儿畸形或流产的遗传风险，并及早采取干预措施，避免缺陷儿的出生。有不良孕产史、家族遗传病史以及高龄备孕夫妻尤其要重视这些检查。

注意事项 夫妻一方若有染色体异常，应以避免妊娠为宜。一旦妊娠，应及时做产前诊断，发现胎儿异常应及时终止妊娠。

5 二胎备孕男性需要做的检查

二胎备孕男性除了要做一般的体格检查、血常规、尿常规、肝肾功能等检查之外，尤其应重视生殖系统检查和精液常规检查。

生殖系统检查

生殖系统检查主要检查阴茎、睾丸、尿道、前列腺、精索等，查看是否存在睾丸外伤、鞘膜积液、尿道脓肿等影响生育的生殖系统疾病。

精液常规检查

精液常规检查可以帮助了解精子是否有活力，是否存在少精、弱精等。如果检查出有异常，应积极治疗，同时注意加强营养，戒除不良生活习惯，待精子质量提升之后再怀孕。

6 孕前的疫苗注射

许多女性在怀第一个宝宝前，已经注射了需要的疫苗，那么在怀二胎前，这些疫苗是否需要重复注射呢？关键还得看疫苗的免疫时效和体内是否存在抗体。

对于某种疫苗，如果第二胎怀孕在疫苗的免疫时效内，可以不用重复注射此种疫苗；如果快要超出或已经超出疫苗的免疫时效了，最好再注射一次。孕前需注射的几种疫苗的时效性如下：

- 乙肝疫苗：7 年以上。
- 甲肝疫苗：20～30 年。
- 风疹疫苗：10 年以上。
- 水痘疫苗：10 年以上。
- 流感疫苗：1 年左右。

除了疫苗的时效性之外，二胎妈妈准备怀孕前还应做全面的孕前检查，查看自己体内是否存在应有的抗体。如果缺乏抗体，应注射相应的疫苗。例如，如果发现乙肝病毒抗体呈阴性，或风疹病毒抗体阴性，就要注射相应的乙肝疫苗和风疹疫苗。

专家建议，二胎妈妈准备怀孕前，应确保体内至少存在乙肝疫苗和风疹疫苗的抗体。因为孕妈妈一旦感染上这 2 种疾病，病毒会垂直传播给胎儿，造成严重后果。至于其他种类的疫苗，备孕女性可视自己的实际情况选择。

需要注意的是，无论接种哪种疫苗，都要等 3 个月后再怀孕。因为接种一段时间后，有效的抗体才能产生，并且有些疫苗可能会对宝宝有害，如风疹疫苗、麻疹疫苗等活疫苗。一般注射 3 个月后，疫苗的毒性已经被身体代谢掉了，而且体内已产生抗体，这时再怀孕，母婴更安全。例如，预防风疹病毒，应至少在怀孕前 3 个月注射一针"麻疹—腮腺炎—风疹"联合疫苗。乙肝疫苗通常是按照 0、1、6 的程序完成注射的，即从注射第 1 针开始算起，在此后的第 1 个月后注射第 2 针，第 6 个月后注射第 3 针。因此，至少应该在怀孕前 9～10 个月进行注射。如果需要注射 1 种以上的疫苗，可提前向医生咨询，以便合理安排注射每种疫苗的接种时间。

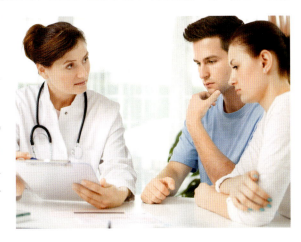

五、正确备孕，好孕自然来

为了创造一个小生命，备孕中的男女往往会做出很多尝试，但结果不一定尽如人意。那么，怎样做才能更快怀孕呢？健康生活，正确备孕非常重要。

1 回归健康的生活方式

生活方式囊括了个人的生活起居、衣食住行等各方面。对于有备孕计划的男女来说，回归一个健康的生活方式是实施备孕的前提条件。生活、身体和心理等各方面都需要备孕中的男女们做出一定的调整，早日回归健康的生活方式，早日实现成功受孕。

生活起居要有规律

备孕男女在计划怀孕前应该保持一个有规律的生活状态，因为一个有规律的生活起居状态是保证健康身体的必要条件。有规律的生活起居包括：形成一个良好的生物钟，保证充足的睡眠，不过于劳累，不熬夜，不长时间上网、玩游戏、看电视，创造一个安静舒适的生活居住环境。

放松心情

对于备孕期的男女来说，尤其是屡次备孕无果的男女，总是会因为希望尽快孕育一个宝宝而过度紧张和焦虑。可是，这种过度的焦急与关注反而会引起生理激素水平的一些变化，影响正常受孕。备孕中的男女不妨调整一下自己的心理状态，保持一个良好的心情来迎接孕育这件事。

适度锻炼

适度地锻炼有助于促进生殖系统健康，提高生殖细胞的活力，从而提高受孕成功率和受孕质量。备孕期男女可选择慢跑、柔软体操、保健操、游泳、太极拳等运动方式。

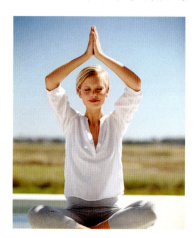

2 和谐生活，"性"福相随

怀孕往往会跟性生活挂钩，受孕成功率的高低与夫妻间性生活的质量密切相关。夫妻间和谐的性生活，不仅能使彼此生理上得以较好的享受，感受到性生活带给彼此的"性"福感，而且能增加怀孕的成功率。

易受孕的姿势

传统男上女下式。顾名思义，采取的是男性在上，女性在下的姿势。这种姿势使阴茎插入最深，能使精子比较接近子宫颈。在采取这种姿势时，为了增加受孕概率，可用枕头将女性的臀部抬高，此时子宫颈可以最大限度地接触精子。此种姿势是比较容易受孕的一种姿势。

后入式。女性采用跪趴式的姿势，用双臂支撑身体，男性从后方进入。此体位是结合最深的一种体位，男性阴茎可以最大限度深入女性体内，也有利于精子在女性体内停留，从而进入子宫，和卵子相遇、结合，提高受孕率。

更易受孕的小窍门

保持爱的愉悦，享受爱的过程。受孕时的心理状态与成功受孕有着密切的联系。当人体处于良好的精神状态时，精力、体力、智力、性功能都处于高峰，精子和卵子的质量也较高。精神愉快、心情舒畅时受精，易于受精卵着床，胎儿的素质也会相对较好。夫妻双方不要为了怀孕而性交，进行性生活时应尽情享受，没有忧郁和烦恼。

同房后不宜马上洗澡。很多人在性交过后都有马上洗澡的习惯。其实，性生活过后的女性，应尽量不要站立或行走，这样可以防止精液外流，还可以借助地球引力帮助精子游动，增加受孕概率。

控制好性生活时间和频率。在排卵期前2天至排卵期24小时内性生活，受孕概率最大。可在排卵前5～6天开始禁欲，预测排卵前2天起隔天进行1次性生活，2～3次后，受孕概率可能会大大增加。

3 孕前居家有讲究

为了避免孕期出现各种意外，往往孕前需要对居家环境进行布置。尤其是在已有大宝的情况下，居家环境的布置除了和头胎布置大体相似以外，同时也应考虑到一些有关大宝的因素。

居家布置的总前提是温馨、舒适，避免有毒、有害物质。比如创建一个远离噪音、振动等物理因素的安静环境；屋内的湿度和温度保持适宜；居室中的色彩搭配要明丽欢快；怀孕前不要装修房子，减少甲醛等有害物质的伤害；带有辐射性的电器（如电脑、冰箱、微波炉等）要远离卧室；房间要通风，保持空气新鲜，等等。

房间的布置，尤其是婴儿房的布置，在有大宝的情况下，不应单纯地只讲究给未来的宝宝带来舒适和方便，也应注意考虑大宝的感受。由此，可对居住空间进行合理的调整，对家具的添加等也做出相对中和的选择。如若房子面积允许的情况下，可以考虑给未来宝宝单独布置一个婴儿房，以免打扰到大宝。在婴儿房内可适当地添加一些婴儿用品，贴一些色彩欢快的图片、一些可爱的宝宝照片（可采用大宝以前的照片）。若房子面积较小，二宝的房间难以避免地和大宝安排在了一起，则需要考虑尽量避免对大宝造成困扰，比如可以将大宝的床换成双层床，节省空间又能提供两个宝宝睡眠。若害怕大宝拒绝换床，或换床后会导致将来两个宝宝争夺上下床，可布置两个一模一样的并列床。其他居家布置的方面，涉及二宝与大宝共享同一空间、家具、物品时，也应与大宝进行沟通，尽量让大宝感觉心理平衡。

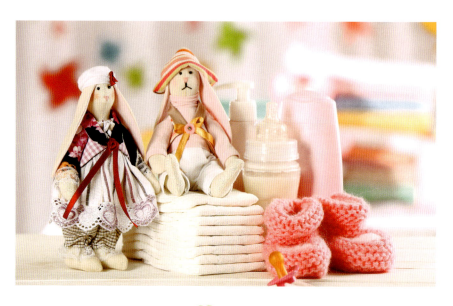

4 剔除不利于怀孕的因素

一个健康的小生命开始于优良的精子和卵子的结合。备孕中的男女双方生理和心理必须处于健康状态,并在一个适宜的环境和良好条件下受孕,同时要尽量避开以下不利于怀孕的因素。

经常熬夜。长期熬夜会影响免疫系统的功能,女性经常熬夜会导致内分泌紊乱,影响正常月经,由此也会影响怀孕,严重时还可能导致不孕。长期熬夜会破坏人体生物钟的昼夜节奏,使得激素分泌紊乱,导致卵巢功能紊乱,影响卵子的成熟及排卵,从而会降低生殖功能。所以,如果要想更顺利怀孕,就应该养成良好的生活习惯,按时作息。建议备孕中的女性在每晚10点左右就寝,逐渐改掉不良入睡习惯,建立正常的生物钟。

性生活不卫生。比如经期性生活,月经期间,女性盆腔充血,子宫会形成广泛的新鲜创面,如果这时过性生活,可能会加重盆腔充血的情况,并有可能从生殖器和阴道将病菌带入体内,引发子宫炎症,造成月经量过多、经期延长等不利于身体健康的状况发生。因此,就算是在平时,更别说在备孕期,女性都应注意在经期内避免性生活。同时,在经期外过性生活也应注意好清洁卫生,如在性生活前后进行清洗等。

使用化妆品。各种各样的化妆品,如口红、指甲油、染发剂、定型剂等都含有对人体有害甚至是有毒的化学物质。使用这些化妆品不仅会对自己的皮肤造成危害,长此以往,也会影响胎儿的发育,有国外医学专家就曾研究证明,染发剂会引起皮肤癌、乳腺癌,还会导致胎儿畸形。因此,备孕女性应该慎用化妆品,即使是一些标明专供孕妇使用的化妆品也最好不要使用。

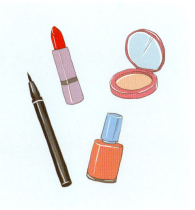

除此之外,其他不良因素还应包括勿病中求孕、勿服药时求孕等,这些因素也是备孕女性应该摒弃和剔除的对象。

六、孕前饮食巧安排

饮食是保持身体健康的重要元素。通过"吃"可以为人体提供全面的营养,身体上的一些不利条件也可通过"吃"来调理。

1 怎么少得了叶酸

叶酸是胎儿生长发育不可缺少的营养素。如果在妊娠早期缺乏叶酸,会影响胎儿大脑和神经系统的发育,可引起胎儿神经管畸形,如无脑儿、脊柱裂等,也可使胎盘发育不良而造成流产、早产等。而且,孕妇缺乏叶酸有可能导致胎儿出生时出现低体重、唇腭裂、心脏缺陷等情况。因此,准备怀孕的女性,可在怀孕前就开始每天补充400微克叶酸。孕中可每日摄入600～800微克叶酸。

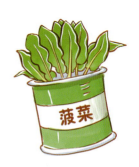

最安全的叶酸摄取方式就是食补。叶酸的摄入可从多种食物中获取。如芦笋中的叶酸含量就很高,16根芦笋就含有400微克的叶酸,相当于备孕女性一天的叶酸摄入量;猕猴桃的叶酸含量高达8%,有"天然叶酸大户"之美誉。但是,叶酸遇光、遇热就不稳定,容易失去活性,如蔬菜贮藏2～3天后叶酸损失50%～70%,煲汤等烹饪方法会使食物中的叶酸损失50%～95%,盐水浸泡的蔬菜中叶酸也会较大量地流失。备孕中的女性可改变一些烹饪或饮食习惯,尽可能减少叶酸流失,如烹制食物时,可采用大火快炒、微波炉烹调的烹饪方法加工蔬菜,食用富含叶酸的蔬菜、水果时,可采用生吃的方法。

由于食物在制作的过程中会导致叶酸的流失,人体真正能从食物中获得的叶酸并不多。所以,为了弥补食物中叶酸摄入的不足,备孕中的女性可在医生的指导下,每日小剂量地口服400微克叶酸片。叶酸片的补充一般在孕前3个月和孕后3个月进行,但孕中、后期,宝宝DNA的合成,胎盘、母体组织和红细胞增加都需要大量的叶酸,所以为了满足自身和宝宝的需要,有些孕妈妈可能需要服用叶酸片到妊娠结束。

2 食材巧准备，提升"原料"的质量

人体的营养来源于食物，精子和卵子作为成功受孕的"原料"，其优劣程度也与食物中所吸收的营养有着莫大的关系。备孕男女在保证多样化饮食的基础上，应适当多吃有利于提高精子和卵子活力的食材，以保证孕育出高质量的胎宝宝。

提高卵子活力的食材

卵子是给宝宝提供另一半染色体的生殖细胞，还能在受精卵发育初期依靠卵细胞内的营养进行分裂和生长，所以一定要保证卵子的质量。以下是能提高卵子活力的食物。

◆ 补充富含维生素 A 的食物。维生素 A 缺乏易引起催化黄体酮形成所需的酶的活性降低，使肾上腺、生殖腺及胎盘中类固醇的产生减少，可能会影响生殖功能。

◆ 补充富含维生素 E 的食物。维生素 E，又叫生育酚，能增强卵巢机能，使卵泡增加，提升体内雌性激素的浓度，从而提高生育能力。

◆ 补充维生素 C 含量高的食物。有研究表明，维生素 C 对增加卵子的受精机会起到重要作用，可增加女性怀孕的概率。同时，维生素 C 还具备养护子宫、卵巢的作用。

因此，备孕妈妈应多吃一些富含维生素 A、维生素 C、维生素 E 的食物来提高卵子活力和质量，增加受孕概率。

食物分类	推荐食材	配图
富含维生素 A 的食物	菠菜、苜蓿、豌豆苗、青椒、南瓜、西红柿、芹菜、莴苣、芦笋、肝脏、鱼类、奶油、鸡蛋等	
富含维生素 C 的食物	胡萝卜、青椒、黄瓜、小白菜、生梨、橘子、木瓜、猕猴桃、大枣、草莓、葡萄汁、橙汁等	
富含维生素 E 的食物	西蓝花、菠菜、红薯、胡桃、杏仁、鳄梨、小麦胚芽、全麦食品、豆类、植物油等	

Part 2 调整体质,为二胎创造优生条件

提高精子活力的食材

食补往往都是安全性最高、副作用少、取材方便的一种进补方式。为了保证孕育一个健康的宝宝,吃一些有助于提高生精功能和生育能力的食物是很有必要的。

◆ **选择优质蛋白质。**蛋白质是产生精子的主要原料。尤其是蛋白质中的精氨酸,是形成精子的必要成分。

◆ **多补充多种维生素。**维生素A、B族维生素、维生素C、维生素E等是产生精子和精液的原料,可调节性腺功能,增强精子的活力,增强副性腺抗感染能力。

◆ **补充富含锌的食物。**锌元素能增加精子的活力,对精子的成熟和活性都有促进作用,男性体内缺锌会导致睾丸素分泌过低,使精子数量降低。

除此之外,备孕男性可以适当吃一些富含性激素的食物,对促进精原细胞分裂和成熟及生精也有一定好处,但需要根据个人情况控制食用量。

食物分类	推荐食材	配图
富含优质蛋白质的食物	牛奶、牛肉、鸡肉、鸡蛋、鱼、虾、芝麻、花生等	
富含维生素的食物	韭黄、菠菜、西蓝花、红薯、胡萝卜、红枣、鸡肝、猪肝、猪瘦肉、植物油、香菇、糙米、杏仁等	
富含锌的食物	花生、小米、白萝卜、大白菜、牡蛎、牛肉、鸡肝、羊排等	

另外,除了补充提高精子质量的食物,自然需要避免食用一些影响精子质量的食物,如咖啡、啤酒、奶茶、烧烤、油炸食物等,这些食物会减少精子的数量,降低精子的质量。过多食用,甚至会导致男性出现少、弱精症状。有的摄入过多(如啤酒)还会影响肾功能,有的(如咖啡)会压抑副交感神经,减低性欲,有的(如炸鸡、烧烤)所含的重金属镉会对精子产生毒性。因此,在备孕过程中的男性应谨慎选择食物。

3 摒弃不合理的饮食习惯

在平时的生活中，很容易养成一些不良的饮食习惯。而这些不良的饮食习惯很有可能在不知不觉中影响着自身的身体健康。尤其是对于备孕男女而言，想要成功实施好备孕计划，就应该先学会对这些不良习惯说不！

戒烟戒酒

香烟里含有的一些尼古丁等有害物质会抑制卵子的输送和受精卵的着床，造成不孕或宫外孕等危险。饮酒过量会损害女性的卵巢功能，使女性性激素分泌异常，导致无排卵和无月经；同时酒精对男性精子的质量也有很大影响，过量饮酒会导致精子畸形。这些都会降低受孕的概率。因此，备孕中的男女双方应至少在计划怀孕前半年就戒掉烟酒。

拒绝咖啡因

咖啡因会在一定程度上改变女性体内的雌性激素、受孕激素的比例，间接抑制受精卵在子宫内的着床和发育，影响受孕率和胚胎质量。因此，备孕中的女性应该少饮用咖啡、茶或其他含有咖啡因的食品或饮料。

纠正挑食、偏食、厌食

偏食、挑食会造成营养不良，降低女性受孕率，而且食物中缺乏钙、磷、锌、维生素A和维生素E等物质，会影响到精子的质量和数量。所以，备孕男女应适当地调整自己的饮食结构，做到营养均衡，为孕育一个健康宝宝打下身体基础。

避免不规律饮食

饮食不规律往往会使身体很难得到营养的均衡吸收，当身体处于劣势时，不能为怀孕奠定一个良好的身体基础。备孕中的男女应避免饮食时间和进食量不均衡的情况，做到每日定时用餐、定量用餐，勿时而吃时而不吃，时而饿着肚子时而暴饮暴食。

另外，备孕中的男女也需改变其他不良饮食习惯，如可以减少在外就餐次数，少吃快餐，孕前3个月远离过于辛辣、高糖的食品等。

Part 2 调整体质，为二胎创造优生条件

花生红米粥

营养功效 花生含有维生素A、维生素B_6、维生素E、维生素K以及钙、磷、铁等营养成分，对缺铁性贫血症有一定的食疗效果，备孕女性可以经常食用。

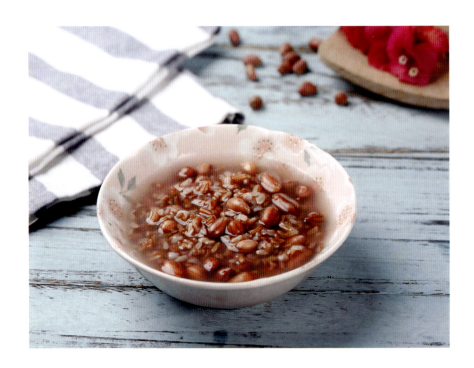

原料

水发花生米　100克
水发红米　　200克

调料

冰糖　　　　20克

做法

1　砂锅中注水烧开，放入洗净的红米，轻轻搅拌一会儿，再倒入洗好的花生米，搅拌匀。

2　盖上盖，煮沸后用小火煮约60分钟，至米粒熟透。

3　揭开盖，加入冰糖，搅拌一下，转中火续煮片刻，至冰糖完全溶化。

4　关火后盛出煮好的红米粥，装入汤碗中，待稍微冷却后即可食用。

猕猴桃蛋饼

视频同步学
扫扫二维码

营养功效 猕猴桃中除了维生素 C 的含量极高，可强化免疫系统，能促进对铁质的吸收，还富含叶酸，是备孕期女性叶酸的食补佳品。

猕猴桃	50 克
鸡蛋	1 个
牛奶	50 毫升

白糖	7 克
生粉	15 克
水淀粉、食用油	各适量

做法

1. 将去皮洗净的猕猴桃切成片。
2. 把牛奶倒入容器中，放入切好的猕猴桃，搅拌匀，制成水果汁。
3. 把鸡蛋打入碗中，快速搅拌匀，加入适量白糖，搅拌几下，倒入少许水淀粉，搅拌一会至白糖溶化，撒上适量生粉，搅拌匀，制成鸡蛋糊，备用。
4. 煎锅中注油烧热，倒入鸡蛋糊，摊开，压平，制成圆饼的形状，用小火煎出焦香味；翻转鸡蛋饼，煎至两面熟透。
5. 关火后盛出鸡蛋饼，放置在案板上，待稍冷后倒入备好的水果汁；卷起鸡蛋饼呈圆筒形，切成小段，摆放在盘中即可。

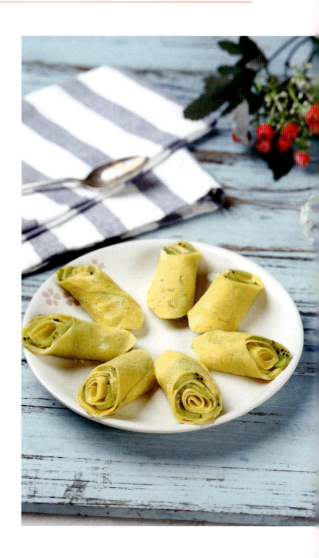

什锦西蓝花

视频同步学 扫扫二维码

营养功效 西蓝花中含有丰富的蛋白质、矿物质、维生素 C 和胡萝卜素等营养元素，具有增强肝脏的解毒能力，备孕女性常食能提高机体免疫力。

原料

西蓝花	200 克
马蹄	90 克
香菇、去皮胡萝卜	各 50 克

调料

盐 、白砂糖	各 3 克
水淀粉	3 毫升
香油	适量

做法

1. 洗净的西蓝花去根部，切成小朵；洗净的胡萝卜修齐，切成丁。
2. 洗净的马蹄切成小块。
3. 洗净的香菇去蒂，切成丁。
4. 热锅注水煮沸，加入盐、食用油，放入西蓝花，煮至断生后捞出，摆盘。
5. 往锅中放入香菇、胡萝卜、马蹄，焯煮 2 分钟至断生后，捞出。
6. 热锅注油，放入香菇、胡萝卜、马蹄，翻炒匀，注入适量清水，放入盐、白砂糖，炒匀。
7. 用水淀粉勾芡，滴入少量香油。
8. 将烹制好的食材盛入装有西蓝花的盘中即可。

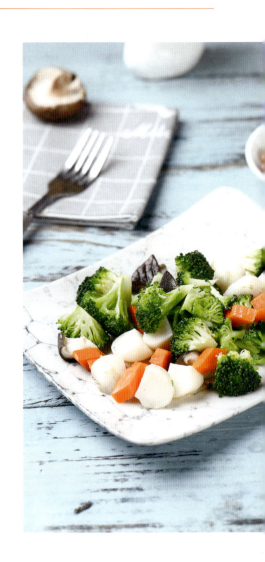

山药胡萝卜炖鸡块

营养功效 山药含有多种氨基酸、矿物质、维生素，具有健脾补虚、补中益气、益心安神等功效，备孕女性可多食。

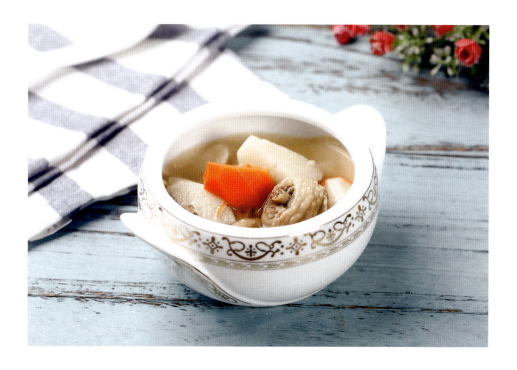

原料

鸡肉块	350克
胡萝卜	120克
山药	100克
姜片	少许

调料

盐、鸡粉	各2克
胡椒粉、料酒	各少许

做法

1. 洗净去皮的胡萝卜切成滚刀块。
2. 洗好去皮的山药切成滚刀块。
3. 锅中注入适量清水烧开，倒入鸡肉块，淋入少许料酒，余去血水，撇去浮沫，捞出鸡肉，沥干水分，备用。
4. 砂锅中注入适量清水烧开，倒入鸡块、姜片、胡萝卜、山药，淋入少许料酒，拌匀，盖上盖，烧开后用小火煮45分钟至食材熟透。
5. 揭盖，加入适量盐、鸡粉、胡椒粉，拌匀调味。
6. 关火后盛出锅中的菜肴即可。

牛奶鸡蛋小米粥

营养功效 鸡蛋营养丰富，易为人体所吸收，含有蛋白质、维生素 B_2、铁、磷、钙等营养物质，不仅能提高人体免疫力，还能提高精子的活性，适合备孕男性食用。

水发小米	180 克
鸡蛋	1 个
牛奶	160 毫升

白糖　　　　　　　　　适量

做法

1. 把鸡蛋打入碗中，搅散调匀，制成蛋液，待用。
2. 砂锅中注入适量清水烧热，倒入洗净的小米，盖上盖，大火烧开后转小火煮约55分钟，至米粒变软。
3. 揭盖，倒入备好的牛奶，搅拌匀，大火煮沸，加入少许白糖，拌匀，再倒入备好的蛋液，搅拌匀，转中火煮一会儿，至液面呈现蛋花。
4. 关火后盛出煮好的小米粥，装在小碗中即可。

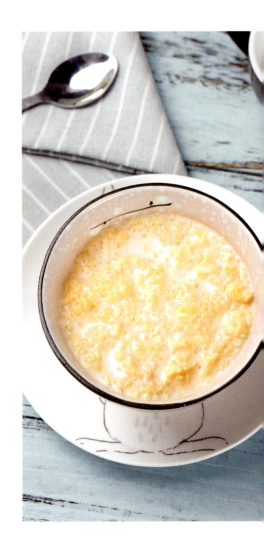

上汤鸡汁芦笋

扫扫二维码 视频同步学

营养功效　此菜品中含有胡萝卜素、膳食纤维、叶酸、硒、钼、铬、锰等营养成分，具有增进食欲、增强免疫力、提高精子质量等功效，备孕男性可常食。

原料

芦笋	100克
腊肉片	20克
水发竹荪	35克
清鸡汤	200毫升

调料

鸡粉、盐	各2克
生抽	5毫升

做法

1　洗好的竹荪切成段，洗净去皮的芦笋切成小段。

2　在鸡汤里加入少许鸡粉、盐、生抽，拌匀。

3　将芦笋插入竹荪里，摆入盘中，放上腊肉片，浇上调好的鸡汤，备用。

4　蒸锅上火烧开，放入备好的食材，盖上锅盖，用大火蒸约15分钟至食材熟透。

5　关火后揭开锅盖，取出蒸好的菜肴即可。

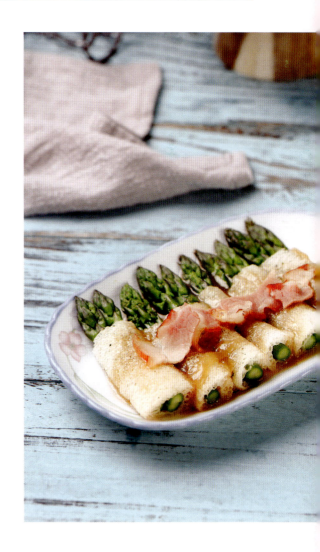

韭黄炒牡蛎

营养功效 牡蛎含有蛋白质、牛磺酸、维生素、钙、锌等营养成分，搭配韭黄同炒，能帮助备孕男性提高精子质量。

原料

牡蛎肉	400克
韭黄	200克
彩椒	50克
姜片、蒜末、葱花	各少许

调料

生粉	15克
生抽	8毫升
鸡粉、盐、料酒、食用油	各适量

调料

1. 洗净的韭黄切段；洗好的彩椒切条，装入盘中，备用。
2. 把洗净的牡蛎肉装入碗中，加入料酒、鸡粉、盐、生粉，拌匀。
3. 锅中注入适量清水烧开，倒入牡蛎，搅拌匀，略煮片刻捞出，沥干水分，待用。
4. 热锅注油烧热，放入姜片、蒜末、葱花，爆香，倒入余过水的牡蛎，翻炒均匀，淋入生抽，炒匀，再倒入适量料酒，炒匀提味，放入彩椒，翻炒匀。
5. 倒入韭黄段，翻炒均匀，加入少许鸡粉、盐，炒匀调味。
6. 关火后盛出炒好的菜肴即可。

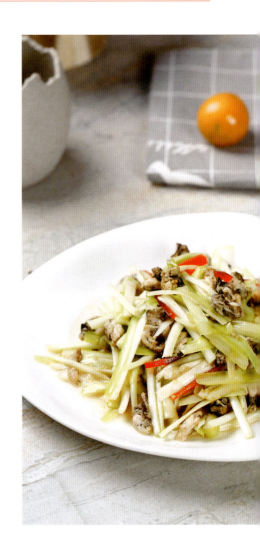

茄汁豆角炒鸡丁

营养功效 此菜品含有丰富的蛋白质、磷、钙、铁以及多种维生素,其中以磷的含量最丰富,有健脾补肾、调和脏腑的功效,适合备孕男性调养易育体质。

原料

豆角	100克
鸡胸肉	160克
红椒	25克
姜片、葱白	各少许

调料

盐、白糖	各3克
鸡粉	1克
番茄酱	15克
水淀粉	3毫升
料酒	5毫升
食用油	适量

做法

1. 把洗净的豆角切段,红椒切圈。
2. 将洗净的鸡胸肉切成丁,装入碗中,加少许盐、鸡粉、水淀粉,抓匀,倒入食用油,腌渍10分钟。
3. 开水锅中注入食用油,放入红椒、豆角,煮至断生,捞出。
4. 用油起锅,下入姜片、葱白,爆香,倒入鸡丁,炒至转色,淋入料酒,炒香,倒入红椒和豆角,翻炒匀。
5. 放入番茄酱、白糖、盐,快速炒匀,关火后盛出即可。

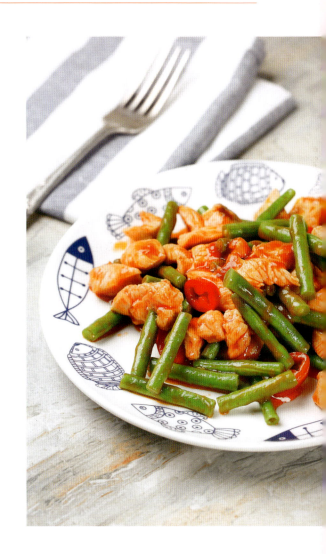

七、不孕不育家庭的最后选择

在经历了一段长期的备孕战斗，仍然没有收获的情况下，人工授精、试管婴儿也许会是很多不孕不育家庭的最后选择。对此，了解其相关知识非常重要。

1 试管婴儿的相关知识

试管婴儿是体外受精—胚胎移植技术的俗称。当传统的方法不能改善不怀孕的状况时，备孕男女可以尝试做试管婴儿。

试管婴儿的适应证

很多的不孕不育家庭想通过做试管婴儿孕育一个宝宝，但不是所有不孕不育的人群都可以做试管婴儿。做试管婴儿需要具备很多条件，下面介绍一下试管婴儿的适应证，看看哪些人群适合做试管婴儿：

- 输卵管性不孕症的患者。
- 不明原因不孕的患者（通过其他辅助生殖技术治疗未能妊娠者）。
- 男方重度少精、弱精、无精，需经睾丸或附睾穿刺获取精子者。
- 子宫内膜异位症伴不孕者（酌情采用）。
- 排卵障碍的患者（经一般的促排卵治疗无成熟卵泡生长）。
- 多囊卵巢综合征患者。
- 年龄较大的不孕患者。
- 染色体异常患者。

试管婴儿的过程

经过一系列相关检查并且合格后，便可进行试管婴儿。其操作程序如下：

降调期。通过抑制促超排卵周期的促黄体激素（LH）升高及LH峰，促使卵泡发育同步化，争取在同一时间产生更多的成熟卵泡。

促超排卵。通过使用药物促使卵巢多个卵泡发育成熟并产生高质量的卵子。

监测卵泡。通过阴道 B 超监测子宫情况、双侧卵巢大小及卵泡的大小、数量。

取卵。注射人绒毛膜促性腺激素（HCG）5000～10000 单位后 36 小时，取出卵子。

体外受精和培养。精子经洗涤等处理后与卵子一并培养，12～18 小时后受精，继续培养发育至 2 细胞、4 细胞、8 细胞。

胚胎移植。选择 2～3 个发育好的胚胎与少量移植液一起注入宫腔。

黄体支持。在移植后通过使用黄体酮或人绒毛膜促性腺激素（HCG）进行黄体酮支持，以提高试管婴儿成功率。

2 了解人工授精

人工授精是将精子通过非性交的方式植入女性生殖道内，使其受孕的一种技术，主要用于男性不育症。包括使用丈夫精子人工授精和供精者人工授精两种。

什么情况下适合人工授精

人工授精主要用于由男性原因造成的不育，如严重的尿道下裂、逆行射精、勃起障碍、无精症、少精症、弱精症、精液不液化症。有些女性方面造成的不孕也能采用人工授精，如阴道痉挛、宫颈细小、宫颈黏液异常、性交后试验欠佳等。另外，有一些特殊情况，如免疫学原因的不孕，夫妇双方均是同一种染色体显性遗传病的杂合体或男性患常染色体显性遗传病，也可用人工授精的方法获孕和避免不健康后代出生。

人工授精的负面影响

人工授精可以帮助不孕家庭培育一个宝宝，然而也存在不少负面影响：

- ◆ 由于人工授精前要促排卵治疗，可能发生卵巢过度刺激综合征。

- ◆ 人工授精的多胎妊娠发生率可达 20%，宫外孕约 2%～8%，自然流产率为 20%～30%，可能会出现异常妊娠。

- ◆ 由于操作过程中操作不当，会增加子宫及输卵管损伤、感染的机会，有时会引起身体不适。

- ◆ 人工授精的成功率并不是很高，只有 40% 的母亲成功怀孕，能生下孩子的比例仅为 10%～15%。

- ◆ 法律规定的爸爸是孩子母亲的丈夫，而供精者人工授精的情况下，捐精者是宝宝遗传上的爸爸，这对于要进行人工授精的妻子和丈夫是一场严重的心理考验。

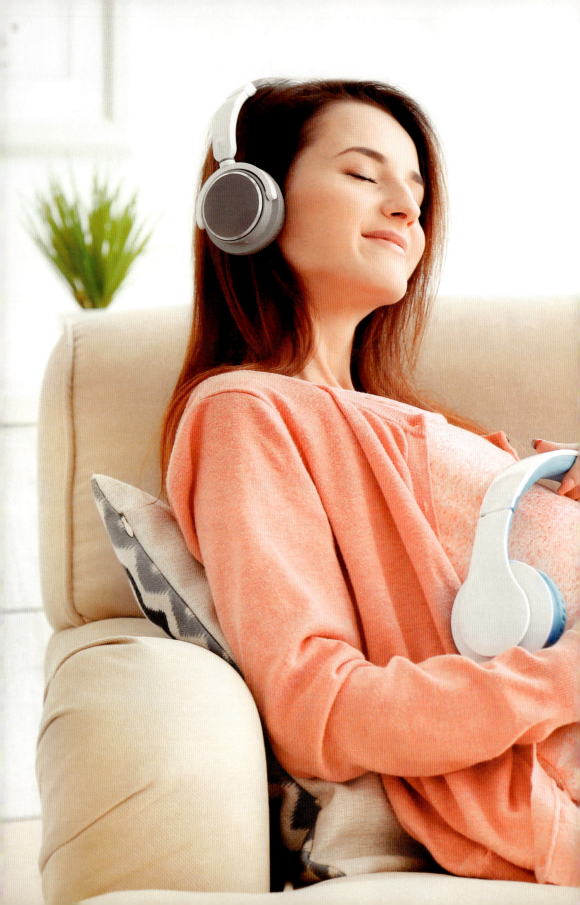

Part 3

从怀孕到分娩，二胎妈妈需谨慎

对于二胎妈妈来说，再次怀孕和分娩依然是一项巨大的挑战，一些头胎孕产过程中出现的孕吐、便秘、水肿等问题可能依然会出现，而二胎在怀孕和分娩过程中又与一胎有所不同。为此，二胎妈妈们需要充分发挥自己的勇气，耐心克服出现在自己身上的难题，为二宝的顺利出生做好准备。

一、悄悄来临的二宝

经过精心的备孕,二宝终于顺利的到来了。二胎妈妈会有哪些反应呢?相较头胎,会出现哪些不安的因素?大宝会顺利的接纳二宝的到来吗?我们一起来看一下。

怀上二宝,排除早期不安因素

作为二胎妈妈,年龄较大、职场压力大和生完大宝后生殖系统功能减退等问题,可能会让二胎宝宝面临的不安因素增加。那具体的不安因素有哪些?又该怎样面对?我们一一来了解。

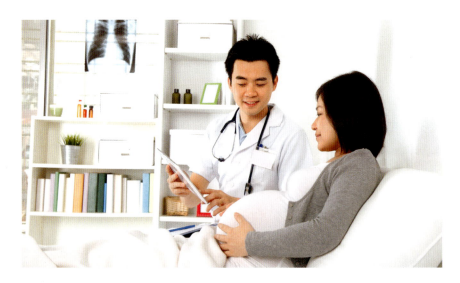

是否为宫外孕

受精卵在子宫腔外着床发育的异常妊娠过程,称为"宫外孕"。当出现如下症状时,孕妈妈就要提高警惕了。

◆ 腹痛是宫外孕的明显表现,疼痛位置通常是下腹部的某侧,并伴有恶心、呕吐等症状。

◆ 常有不规则出血,色深褐,量少,一般不会超过月经量,但淋漓不净。轻者伴有晕厥,重者会出现休克。

宫外孕对宝宝和孕妈妈都有不利影响,不能掉以轻心,以免错失医治的最佳时机。

查看宝宝的心血管搏动

孕6~8周,孕妈妈会进行B型超声波检查,如果检查时可以看到宝宝原始的心血管搏动,说明胎宝宝发育正常。但为了保障胎宝宝继续正常发育,及早发现和规避风险,孕妈妈还要定期去医院检查。值得注意的是,B超检查时也有可能看不到胎宝宝的心血管搏动,此时的孕妈妈不要慌张,出现这种情况,可能是检查过早的缘故,此时应过段时间再次进行检查。若孕10周的时候还未检测到心血管搏动,在排除了末次月经日期错误的情况下,可以断定胚胎停止发育,这可能是胚胎自身质量不好,自然淘汰的结果。

孕期激素分泌情况

自从怀孕后,为了让受精卵顺利着床、胚胎正常发育,孕妈妈体内激素发生了巨大地变化。以下是变化最明显的3种激素,孕妈妈可以了解一下。

黄体酮

黄体酮,原本就是存在人体内的一种孕激素,是维持妊娠的必要激素。在月经后期,黄体酮的分泌会使子宫黏膜内腺体生长,子宫充血,内膜增厚,为受精卵植入做好准备。接着,黄体酮还在受精卵植入子宫后使之产生胎盘,并减少妊娠子宫的兴奋性,抑制其活动,使胎儿安全生长。此外,黄体酮还能与雌激素合作,促使乳房充分发育,为产乳做准备。

人类绒毛膜促性腺激素

这是确认是否怀孕的重要指标,在受孕后10~14天开始,由胎盘绒毛膜滋养层细胞所分泌,帮助胎盘形成;它也会抑制卵巢不要再排卵,并增加黄体酮与雌激素,以刺激胎盘的顺利发展,是孕期特有的激素。

怀孕初期,此浓度会一直上升,每隔2天就会增加1.5倍,但并非持续增加,约在第12~16周达到高峰,此后便慢慢下降,一直到怀孕末期。人类绒毛膜促性腺激素并未对孕妇的身体有任何改变,但在浓度不断上升的阶段,不免让孕妈妈易有孕吐的困扰。

甲状腺激素

妊娠期,受促甲状腺激素和人绒毛膜促性腺激素的作用,甲状腺呈重度增大,血清中甲状腺激素水平自孕8周开始增加,18周达到高峰,直至分娩后。对胎宝宝而言,若甲状腺激素不足,就会使胎儿脑发育不良;如果甲状腺激素过多,会导致流产、早产、胎盘早剥等发生率增加。

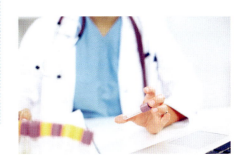

2 确诊怀孕，及时与大宝分享

当你再次怀孕的时候，你该如何告诉大宝？是将大宝当成一个小大人，直截了当地告知他这一消息，还是在不经意间透露？虽然大人将二宝的到来当成一件开心的事情，可大宝会怎么想呢？所以，为了减轻大宝的排斥心理，除了找到合适的告知方式，还要注意告知的语气。

孩子天生有颗敏锐的心，在得知二宝的存在时，几乎本能地就能判断出二宝的出生将对他产生极大的影响。所以，当我们告诉大宝这件事情的时候，一定要小心，最好秉承既不夸大好处，也不回避坏处，不轻易评判的态度，以最真实的姿态面对大宝。

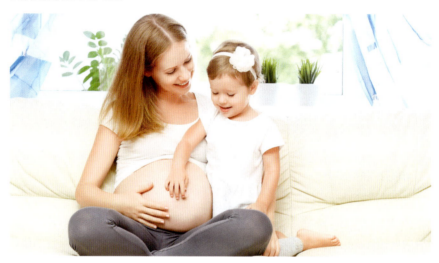

当你确诊怀上了二宝，可以试试将大宝作为第一个知道消息的人。因为这样会让大宝感觉到被足够的重视。就好像你的朋友把一个天大的秘密只告诉了你一样的道理。大宝会觉得自己是妈妈心目中最重要的那个人，有了二宝这么重要的事情，都只告诉他一个人。如果由大宝向全家人来宣布这么重要的消息，肯定会让他激动坏了吧。

只要把头开好，在剩下的整个孕期都可以慢慢地让大宝接受二宝。当大宝知道妈妈肚子里还有一个小弟弟或小妹妹的时候，妈妈千万别急着表达自己的态度，要先观察大宝的态度，以不变应万变。大宝开心，就随他一起开心；大宝担心，妈妈要慢慢化解他的担心。

作为妈妈，需要告诉大宝多一个宝宝的真相，及时跟大宝分享，让他（她）了解情况，做好心理准备，这样大宝才不会因为事出突然而产生强烈反应。孕期足够长，妈妈可以慢慢地跟大宝说，耐心地等待大宝去理解和接受这件事。

3 双胞胎的惊喜和担忧

不知道从什么时候起,好像身边的双胞胎变得越来越多了。每当说到双胞胎、龙凤胎时,第一反应就是好羡慕!当孕妈妈得知自己怀了两个宝宝时,喜悦之情溢于言表。但幸福的同时,孕妈妈还需要了解怀双胞胎背后的辛苦。一次生两个远没有想象的那么轻松,尤其是二胎妈妈怀双胞胎的风险更大。双胞胎妊娠有以下三大影响:

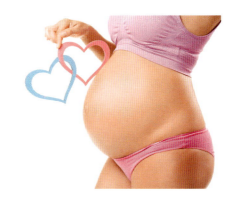

胎宝宝生存压力大

按照人类的体形来说,单胎妊娠是最合适的。同样一间房子,住一个宝宝宽敞,住两个宝宝就显得拥挤很多,尤其是到了7个月之后,有限的空间、羊水和供血会对两个宝宝的生存形成巨大压力。

孕妇并发症多发

单胎足月宫高一般在36厘米左右,双胎可以达到42厘米,巨大的子宫将对母体的心脏、肺部造成非常大的压力。子宫的张力是有极限的,过度膨胀会造成子宫松弛,在分娩的时候将会因子宫收缩乏力造成大出血。此外,双胎妊娠更容易出现水肿、高血压等并发症。

围产儿并发症多发

据统计,约50%的双胎宝宝体重不足2.5千克,还有30%的低于1.5千克,低体重儿由于身体器官发育不成熟,极易出现肺部感染、呼吸暂停等情况。双胎妊娠分娩时,由于两个宝宝互相影响,比如胎头交锁,更容易出现难产的情况。此外,双胎妊娠围产儿早产、脐带异常、畸形、死亡的概率更高。

注意事项 对于多胎妊娠的孕妈妈来说,多吃、长点肉才是福。除了每天所需的蛋白质、碳水化合物外,还需要多补充维生素。基于多胎妊娠,大部分孕妈妈都会有缺铁性贫血,所以,日常饮食要多补充营养,尤其是铁元素的补充。此外,还要保证充足的休息,认真对待每一次产检,定期检查及早发现问题并及时解决,避免意外的发生。

二、关注日常保健常识

不要以为怀二胎就可轻车熟路，任性为之，较于第一次，还会出现各种不同情况。因此，二胎妈妈更要关注日常生活中的每个细节，让二胎宝宝健康顺利地成长。

1 安全用药，保障孕程顺利

众所周知，孕期盲目用药会对宝宝的生长发育造成影响，但有些疾病对宝宝、孕妈妈的影响远超过药物影响，这时就不得不用药。孕妈妈用药和宝宝的孕周有密切关系。在宝宝器官形成期药物影响最大，等器官长成后，药物影响逐渐减小。如何做到安全用药，保障孕期顺利？看看医生有哪些指导。

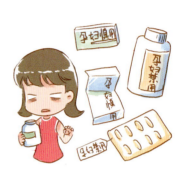

孕3～4周

这个时期药物对胚胎的影响是全或无，即要么完全没有影响，要么会导致流产，一般不会导致宝宝畸形。因此，当你在不知道是否怀孕前或早孕时期服用药物，一般不会对宝宝有太大影响，不必过分担心，也不必因此做人工流产。

孕5～10周

这个时期称为致畸敏感期，也是胚胎各器官加速分化形成时期，极易受药物等外界因素影响而导致宝宝畸形。这个阶段应该严格控制用药，如有服药史，可在怀孕16～20周进行产检，进一步了解宝宝生长发育情况及排除宝宝畸形。

孕中晚期

这一时期宝宝的器官基本分化完成，并继续生长。这段时间药物致畸形的可能性大大下降，但是有些药物仍可能影响宝宝的正常发育。

分娩前

孕妇在孕期最后1周用药时需特别注意，因为宝宝成为新生婴儿时，体内的代谢系统不完善，还不能迅速、有效地处理和消除药物，药物可能在婴儿体内蓄积并产生药物过量的表现。

此外，在怀孕期间孕妈妈也需慎用中药。虽然在平时，合理的中药配伍有补身的作用，但是在怀孕期间，孕妈妈和胎宝宝属于特殊群体，部分中药对他们有不利的影响，尤其是含有毒副作用的中药，若无医嘱，请慎用。而且，一般活血化瘀药、行气祛风药、苦寒清热药、凉血解毒药都应该在孕妈妈的禁用名单中。

2 孕期禁忌常识

在老辈人的照顾下，通常会严令禁止孕妈妈这些不许做，那些不许碰。因为孕期的生活习惯和健康状态都会影响宝宝的生长发育，要重视孕妈妈保健，孕期禁忌常识是非常有必要的，但如何适度地保护好孕妈妈，孕期禁忌常识又有哪些？我们就来一探究竟。

日常的危险

作为二胎妈妈和一胎妈妈最不同的表现就是，二胎妈妈在孕期仍要照顾大宝，处理日常琐事。看似普通的日常生活也会不经意间对孕妈妈产生威胁，所以孕妈妈有必要了解这些日常危险并尽量避免，保证宝宝和自身的安全。

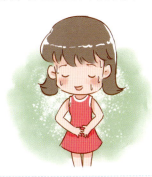

杀虫剂

杀虫剂中含有对胎宝宝有害的化学物质，偶尔的接触不会损害胎宝宝，但如果频繁地接触，则会造成胎宝宝发育缺陷。所以，如果家中需要杀虫，应尽量采用物理方法解决。即使偶尔一次使用杀虫剂，孕妈妈也应该远离现场。

家养宠物

很多孕妈妈想知道家养宠物是否对妊娠有危害。事实上，家养宠物不会引起任何麻烦，即使是大型宠物狗跳起来扑向自己的腹部，也不太可能伤害孕妈妈和宝宝。能给孕妈妈和宝宝带来危险的是宠物猫。因为有些户外的猫会携带一种罕见的传染病（如弓形体病），这些病原体出现在猫的粪便中，所以最好每天清理便盆，并将便盆放入开水中烫5分钟。孕妈妈应尽量避免为猫更换便盆。如果不能避免，应该在清理后立即洗手。

气泡浴、桑拿浴和蒸汽浴

研究表明，在怀孕的前7周内，孕妈妈体温在38摄氏度以上超过10分钟，就容易导致流产或者新生儿患神经管缺陷（例如脊柱裂）。因此，在妊娠期间避免体温过高。但在妊娠的3个月后，偶尔进行1~2次气泡浴、桑拿浴或蒸汽浴，并每次不超过10分钟则是合理安全的。

安全工作

很多孕妈妈发现，孕期工作会很好的帮助她们忽略孕期不适。除了从事强体力或高危险的工作外，无妊娠并发症的女性在孕期前几个月工作是绝对安全的。以下方法可以帮助你工作与养胎二者兼顾，职场孕妈妈不妨试一试。

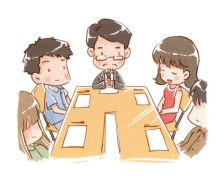

与老板沟通

一旦发现自己怀孕，应该及时的与老板沟通。如果孕妈妈从事的是接触有毒物质、电离辐射的工作，或从事高温作业、振动作业、在噪音环境中工作，都应该调离工作岗位，以免影响胎宝宝的发育。若工作强度大，怀孕后胜任不了现有工作，要告知老板要及时申请调整。尽量不要因为害怕别人代替自己或以后回不了原岗位而逞强，胎宝宝和自己的身体相比工作要重要得多。

提高工作效率

既然决定怀孕，就应该学会提高工作效率，尽量避免工作对生活时间的占用，尤其不能将工作带回家，应该在工作与生活之间找到平衡。如果工作任务繁重，先不要着急，可以先将工作分类，然后先做最紧急的20%，再做重要的50%，剩下的30%可选择尽力而为或直接放弃不做。尽量将产检时间安排在休息日，不要老是因为产检而请假，而给公司和同事增加太多的麻烦。

改善工作环境

工作并不会因为孕妈妈怀孕而变得简单，但孕妈妈可以想办法让自己变得舒服些。准备些能让自己感觉舒服的小道具。如小凳子，垫在脚下抬高双腿减轻腿部压力；小毛毯，保暖；小靠垫，减轻腰部压力等。自己感觉需要的，能让自己舒服的，不妨都备一份在办公室里。不过不用的时候，记得收起来，免得给人不严肃的印象。此外，孕妈妈可以动静结合，缓解紧张情绪。工作再忙，孕妈妈也要记得多起来活动身体，如倒杯水慢慢喝，或者眺望一下窗外，上个厕所等。即使坐在椅子上，也可以做抬腿、伸腰或者扩胸等动作，舒缓紧张肌肉。

注意办公用品的使用

孕妈妈应该与办公室的打印机、电脑等机器保持一定距离，如果不能避免，那就穿上防辐射服。

3 进行合理的夫妻生活

研究表明，适当的性生活会让孕妈妈感觉得到准爸爸更多的爱而感到心情愉悦，这也有利于宝宝的发育。但怎样才能做到在与孕妈妈"亲密接触"的同时又确保安全，看看书里怎么说。

孕早期

孕早期，胎盘正处在发育阶段，特别是胎盘和母体宫壁的连接还不紧密，性生活可使子宫受到震动，很容易造成流产。因此，孕期的前3个月内应尽可能禁止性生活。

孕中期

孕3月后，胎盘逐渐形成，胎盘和羊水像两道屏障阻挡外界的刺激，妊娠因此进入稳定期，准爸爸和孕妈妈可以适度地进行性生活。以一星期1～2次为宜，动作宜轻柔。对于体位的选择，宜采用女上男下式，这样孕妈妈可以掌握性交的深度和角度，也不会挤压到自己的腹部。此外，在性交的时候最好使用安全套，一是可以避免精液刺激子宫收缩，引起早产，二是防止准爸爸生殖器上的细菌感染孕妈妈的阴道。

孕晚期

孕晚期，特别是孕9月后，胎儿开始向产道方向下降，孕妇子宫颈逐渐松软，倘若这个时期性交，胎膜早破，宫内感染的可能性大，可能发生羊水外溢（即破水）。同时，孕晚期子宫比较敏感，如果受到外界直接刺激，有突发子宫收缩而诱发早产的可能。所以，在孕晚期必须绝对禁止性生活。

温馨提示

有以下症状者需要严禁性生活：
◆曾经有过人工流产或习惯性流产史等。
◆胎盘的位置离子宫口太近极容易引发出血状况。
◆出现妊娠中毒症时。
◆患有严重并发症，包括妊高征、糖尿病、重度心脏病等。
◆宫颈或阴道有明显炎症。
◆由于其他各种原因而被医生明确禁止进行性生活。

4 孕期身体护理，增长"孕"味

随着肚子一天天地增大，孕妈妈也越来越有"孕"味。但是，随着体内激素的变化，皮肤不再水嫩，乳房开始下垂，连妊娠斑、妊娠纹也相继出现。难道做了孕妈妈就要付出这样的"代价"吗？其实，做好孕期身体护理，可以有效改善这些变化，做"孕"味十足的孕妈妈。

这样对付妊娠纹

在备孕阶段就养成锻炼身体的习惯，增加的皮肤弹性和延展性，可以使肌肤有能力充分适应孕期体形的变化。孕期多吃一些富含维生素的食物，不要摄取太多的甜食和油炸食品，将皮肤弹性吃出来。还要控制饮食，让孕期体重增长保持一定的速度和节奏，从而减少纤维断裂。

这些做法能有效预防和减少妊娠纹的产生，爱美的孕妈妈可以尝试去做。

孕期护理让乳房更完美

孕期的乳头会变得更敏感，清洁时，最好不要用肥皂，也不要用力过度擦洗。应用温水稍微清洁，用毛巾轻轻擦干。如果乳头扁平或内陷，轻轻按压乳房，慢慢纠正内陷情况。用温热的毛巾敷在乳房上，可以保障乳腺通畅，温度不要太高，以免灼伤皮肤。乳房保养可以选择少量滋润护肤品，千万不要选择丰乳霜或减肥霜，会有刺激性，影响乳房发育。

乳房按摩讲究力道温和，始终按乳房生长的方向按摩，发现硬结，可以慢慢推进，如果有明显疼痛要咨询医生。另外，配合一定的温度可以使按摩功效更好。可以先进行一侧的热敷和按摩，再进行另一侧，过程中要保持温度。

持续正确的乳房护理，让乳房在孕期也能保持完美状态。

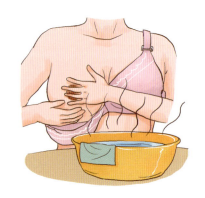

合理佩戴文胸

远离化纤类或羊毛类的文胸，这类衣物上的细小纤维会诱发乳腺炎，影响产后哺乳。文胸也不要佩戴太久，以免影响淋巴液的流通，不利于乳腺发育。

秀发的打理

孕妈妈的秀发在孕期需要格外打理，应该选择适合自身并且功效温和的洗发水，若孕前用的洗发水无特殊功效，仍然可以延用之前的。因为突然的更换可能会引起不适，产生过敏现象。

洗头后要用质地柔软、吸水性好的干发毛巾代替吹风机，既安全又快速，但要注意抑制毛巾的细菌滋生。还可以在头发上擦上含有牛油果或植物精华的滋润焗油膏，让孕妈妈的秀发得到更多的滋养。

皮肤护理

孕妈妈的皮肤在孕期变得十分敏感、粗糙，甚至还会有斑点的出现，所以更需要皮肤护理。孕妈妈可以用不含化学刺激成分的清洁乳做好皮肤清洁，轻轻拍打，待水分干掉后，用专为孕妈妈设计的润肤乳涂在皮肤上，保持水分不流失。在夏季还要做好防晒，避免皮肤灼伤。适当饮水，多吃一些蔬菜、水果，这些方法都可以保护皮肤，做好皮肤护理。

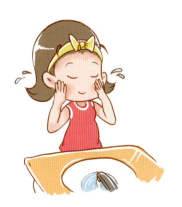

孕妇服的选择

挑选孕妇服，首先应注意面料的选择，应选用天然面料，如纯棉、亚麻的面料，避免选择人造纤维，以免滋生皮肤问题。随着怀孕月份的增加，孕妇体形改变，行动变得笨拙，服装的选择最好以舒适、宽大、洁净为原则。可选择色调明快、柔和甜美的图案，让孕妈妈情绪愉悦。此外，挑选衣服时，还要挑选简单易穿脱的式样，减少不必要的麻烦。

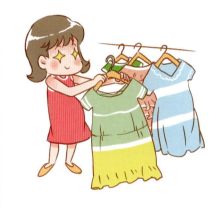

手和脚的保护

细心的孕妈妈会发现在孕期指甲长得很快，而且易断。为了避免断裂的指甲刮伤皮肤，应该经常剪指甲。在做家务的时候，如洗碗，应戴上手套，让手部皮肤免受伤害。

双脚在孕期会出现浮肿症状，孕妈妈可经常用温水泡脚，加速足部新陈代谢，改善浮肿。若在泡脚后进行足部按摩，消肿效果更显著。有的孕妈妈可能会出现足部干燥的症状，可以在足部涂抹足部护理霜，防止干裂。

5 学会管理情绪

准爸爸可能感觉到以前温柔似水的老婆最近变得脾气暴躁。其实,这都是孕妈妈体内激素水平的波动惹的祸!此时,准爸爸除了表示充分的理解和更多的关心外,孕妈妈还得做好自身的情绪管理,以免影响胎宝宝。

孕期情绪波动的原因

◆ 体内激素的变化,例如体内黄体酮等激素激增所产生的身体变化,会使孕妈妈的情绪受到影响。

◆ 一系列身体上的不适,比如孕吐、疲劳感、尿频,等等,都可能会为孕妈妈带来一些负面情绪。

◆ 太过担心宝宝的健康而感到焦虑不安。

◆ 既需要照顾大宝的生活起居又要兼顾自己,有的孕妈妈还要工作。这些生活、工作上的变化让孕妈妈还没来得及适应,手忙脚乱的同时也会产生情绪的波动。

孕期情绪不良的后果

◆ 影响胎儿和脑神经系统发育。

◆ 胎儿发育迟缓、畸形。

◆ 早产、流产、胎儿低体重。

如何管理孕期情绪

◆ 二胎宝宝的来临,让准爸爸们会觉得责任更大,负担也更重了,这时候,他可能会更加专注于事业而疏忽了孕妈妈。孕妈妈心情不好的时候,可以合理提出要求,告诉丈夫你真正需要的,以免过度焦虑。

◆ 郁结的情绪要适时地排解,合理的宣泄有助于孕妈妈的情绪恢复。可以试试孕期日记,记录下日常点滴或者是对宝宝想说的话,等他出生长大后再慢慢讲给他,也是一件很有爱的事情。

◆ 约上同是孕妈的"盟友"一起交流孕期心得。

◆ 掌握一些让自己感到快乐的方法,比如看看喜剧片、听歌、阅读轻松的书籍等,都能帮助你调适心态,也对宝宝将来的性格培养有好处。

6 安全出行

孕妈妈在孕育新生命的同时依旧坚持在工作岗位上奋斗，已经屡见不鲜。但值得注意的是，上下班路途上的诸多状况会使得孕期危险系数提高。尤其是早晚高峰，人多拥挤，孕妈妈身体不那么灵活，不论你是哪种出行方式，保证自身出行安全就显得尤为重要。

公共交通方式出行

◆ 避开上下班高峰期出行，当公交车发动时，不要追赶，也不要与别人争抢车门、座位，以免造成危险。

◆ 站累了或是车上过于拥挤时，可以请别人给你让个座位，也可请司机帮忙找个座位。

◆ 选择汽车靠前、靠窗通风的位置，这样可以减少颠簸，恶心时也可以深呼吸一下窗外的新鲜空气，以免加剧早孕反应。

◆ 乘坐地铁需要进行安检，这时孕妈妈可以绕过安检仪器，将手提包交给安检人员，让他们帮助自己安检，以避免辐射。

自驾车出行

◆ 避免在凹凸不平或弯曲的路面行驶，更不要快速行驶，以防紧急刹车碰撞到腹部。

◆ 不要长时间开车或坐车，坐的时间太久，长期处于一个姿势，会使得孕妈妈腰部受力增大，致使腹部压力过大，可能引发流产。而且，长时间处于震动和摇摆之中很容易疲劳，长期处于颠簸状态还可能导致不正常腹痛。

◆ 一定要系上安全带，安全带的肩带置于肩胛骨地方，不要紧贴脖子，肩带部分应该以穿过胸部中央为宜，腰带应置于腹部下方，不要压迫到肚子。

步行

上班单位离家不远的孕妈妈可以考虑步行上班，还可以当作健身。但每次步行时间不宜过长，以不超过30分钟为宜，而且速度不要太快，以免摔跤。步行时还要眼观四路，如果有行色匆匆的行人走来应立即避让，免得他人撞过来却来不及躲。更不要做出红灯过马路、低头行走等危险行为。

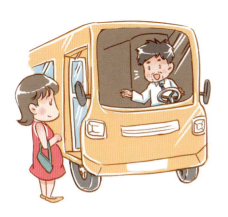

三、定期产检有保障

定期进行产检可以了解宝宝的发育情况,也是对自身健康负责的表现,一般整个妊娠期间至少需要做10～12次的产检,希望孕妈妈能重视起来。

制订详细的产检计划

妊娠各期产前检查的次数与内容均不同,首次检查应从确认妊娠开始。孕早期应进行第一次正式大检查,并在医院建档。孕中期建议每个月检查1次,孕晚期每2周检查1次,孕36周以后每周检查1次。

产检周数	常规检查及保健
6～13^{+6}周 (第1次检查)	建立妊娠期保健手册,确定孕周、推算预产期; 评估妊娠期高危因素; 血压、体重指数、胎心率(每次产检都要做); 血常规、尿常规、血型(ABO和Rh)、空腹血糖、肝功能和肾功能、乙型肝炎病毒表面抗原、梅毒螺旋体和HIV筛查、心电图等; 妊娠早期B型超声检查(NT检查)
14～19^{+6}周 (第2次检查)	宫底高度、腹围(从本次产检开始每次产检都要做); 唐氏筛查(妊娠中期非整倍体母体血清学筛查)
20～23^{+6}周 (第3次检查)	B超大排畸(胎儿系统B型超声筛查); 血常规、尿常规
24～27^{+6}周 (第4次检查)	妊娠糖尿病筛查(75克OGTT); 血常规、尿常规
28～31^{+6}周 (第5次检查)	产科B型超声检查; 血常规、尿常规
32～36^{+6}周 (第6次检查)	血常规、尿常规; NST检查(34周开始)
37～41^{+6}周 (第7～11次检查)	血常规、尿常规; NST检查(每周1次); 产科B型超声检查,评估分娩方式,宫颈检查

注意事项 高危妊娠或有妊娠并发症的孕妈妈,需视情况增加产检次数,孕期若发生异常情况,要随时到医院就诊。

2 建档要趁早

近几年都是生育高峰,尤其是国家二胎政策开放以后,这种现象更甚。大多数医院都要求提前确定在哪里生产以方便在医院建档,才能进行系统的产前检查。但各个医院特别是大医院床位有限,有些可能需要提前"占床",所以,准爸爸们一定要提前做好准备,好让孕妈妈顺利建档。

3 做排畸检查,让妈妈更放心

在妊娠 11～13^{+6} 周时,一般医院都会安排孕妈妈进行 B 型超声波检查,测量胎儿 NT 厚度,俗称"小排畸"。此检查便于及早发现唐氏儿和先天性心脏病的胎儿,并及时予以干预。一般,绝大多数正常胎儿都可以看到此透明带,厚度小于 3.0 毫米为正常,大于 3.0 毫米即为异常,提示可能出现唐氏儿,那么就一定要做好唐氏筛查或者羊水穿刺的检查,以进一步排查畸形。当然 NT 值也不是越小越好,只要在参考范围内,不要过于或过于接近临界值,都是正常的。

B 超大排畸检查的意义也非常重大,一般将大排畸安排在孕 20～24 周,胎儿的大脑正处于突飞猛进的发育时期,胎宝宝的结构已经基本形成。另外,这一时期孕妈妈的羊水相对较多,胎宝宝的大小比例适中,在子宫内有较大的活动空间,胎儿骨骼回声影响也较小。因此,此时进行超声波检查,能比较清晰地看到胎宝宝的各个器官的发育状况,并可以诊断出胎儿头部、四肢、脊柱等畸形的情况。检查时长通常为 15～20 分钟,一般来说,它能检查出大方面的畸形,例如新生儿先天性心脏病、开放性脊柱裂、内脏外翻、唇腭裂、脑部异常、四肢畸形、胎儿水肿、多指(趾)和外耳,等等。

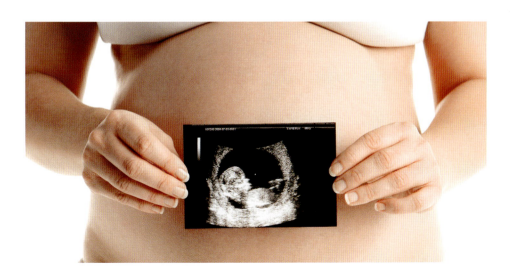

4 不可或缺的胎心监护

在怀孕34周后，孕妈妈每周去医院产检时，都要进行胎心监护，动态监测胎宝宝20分钟内活动情况，目的是通过检测胎动和胎心率来反映胎儿神经系统状态及胎儿宫内健康状况和预测胎儿宫内储备能力。

胎心监护是通过绑在孕妈妈身上的两个探头进行的，一个绑在子宫顶端，是压力感受器，其主要作用是了解有无宫缩及宫缩强度；另一个放置在胎儿的胸部或背部，进行胎心的测量。仪器的屏幕上有胎心和宫缩的相应图形显示，孕妈妈可以清楚地看到自己宝宝的心跳。另外一个按钮，当孕妈妈感觉到胎动时，可以按压此按钮，机器会自动将胎动记录下来。胎心记录仪将胎心的每个心动周期计算出来的心跳数，依次描记在图纸上以显示胎心基线变化。在一定范围内，胎心基线变化表示胎心中枢自主神经调节和心脏传导功能建立，胎心有一定的储备力。

很多孕妈妈做胎心监护时都不是一次通过的，其实大多数胎宝宝并没有异常，只是在检查的时候睡着了而已。此时，孕妈妈可先休息20～40分钟，待胎儿睡醒后再次进行检查。

胎心监护只能在特定时段检测而不能按照需要检测，所以，为了胎宝宝的健康，孕妈妈需要养成每天自行检测胎动的习惯。

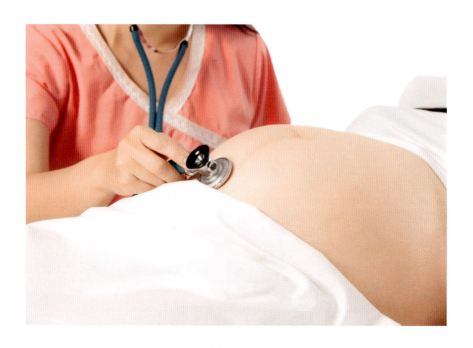

5 学会监测胎动

在孕5月月末,大多数孕妈妈可以感觉到胎动了。从能感受到胎动开始,孕妈妈就要养成数胎动的习惯,以监测胎宝宝的健康状况。

胎动的感觉

胎宝宝在肚子里的动作千变万化,所以每个孕妈妈的胎动感觉会有所不同,而且,在不同孕周,胎动感觉也会有差别。

▶ 孕16~20周:此时的胎宝宝虽然在妈妈肚子里活动,但因为胎宝宝月份不大,力气很小,孕妈妈通常感觉不到,即使能感觉到也很微弱,像鱼儿在水中游泳,或是"咕噜咕噜"吐泡泡。

▶ 孕20~35周:此时的胎宝宝活泼好动,力气也大,孕妈妈能感觉到拳打脚踢、翻滚等各种大动作,甚至还能看到孕妈妈肚皮上凸出的小手小脚。

▶ 孕35周~分娩:此时的胎宝宝几乎撑满整个子宫,活动受限,此时的胎动没有以前那么频繁。

自测胎动

孕妈妈在了解宝宝一天内胎动情况后,可以通过以下3种方式中的任一种监测胎动。

▶ 固定时间内的胎动次数:每天测试3小时的胎动,可将时间分配在8~9点、13~14点、18~19点。将所测得的这3个时段的胎动相加,得到的总数再乘以4,此时的数值可以作为每天12小时的胎动记录。

▶ 晚饭后的计时监测:大部分胎宝宝晚饭后会更活跃,孕妈妈可以在晚饭后19~23点间,测量宝宝的胎动次数。观察胎宝宝出现10次胎动所需要的时间。如果3小时后,胎动次数小于10次,孕妈妈应该及时就医。

▶ 累计每天的胎动次数:这是最简单的计算方法。孕妈妈可以做一个表格,每天早上8点开始记录,每感觉到一次胎动,就在表格里做一个记号,累计大于10次胎动即为正常。

注意事项 当胎动通过上述任一的胎动计数方法测得每天少于10次胎动时,提示胎儿在宫内缺氧,孕妈妈应尽快去医院。当宝宝的胎动次数明显大于平时的胎动次数时,也有可能是胎宝宝缺氧引起的躁动,孕妈妈们需提高警惕,第二天要认真进行计数,如果还是异常,应该立即就医。

四、做个"孕"动妈妈

不要被传统观念中的"静静地保胎"所误导。专家表示,适度的运动不仅可以改善诸多孕期不适,还能让生产更顺利。还等什么,动起来吧!

1 积极进行孕期运动

不少孕妈妈害怕运动会导致流产或早产等问题,因而不敢运动或很少运动。科学地讲,孕妈妈适量增加运动是非常有益的,而不运动或运动偏少对孕妈妈和胎儿有害无益。下面我们一起来看看合理的运动对孕妈妈和胎儿的好处有哪些。

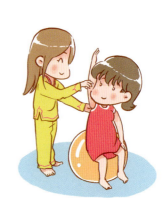

适当运动有利于孕妈妈

◆ 增强心肺功能,缓解背痛、腰痛等症状,增强身体耐力,为最后的顺利分娩做好准备。

◆ 改善消化功能,帮助消化和排泄,促进新陈代谢,减轻或改善孕期的便秘现象,同时增进食欲。

◆ 促进腰部及下肢的血液循环,减轻中后期的腰酸腿痛、下肢浮肿等压迫性症状。

◆ 适当消耗过多脂肪,控制体重,可以有效调节血压和血糖,避免出现妊娠高血压和糖尿病等妊娠疾病。

适当运动利于宝宝发育

◆ 运动不仅能增强孕妇自身健康,也可增加胎儿的血液供氧,加快新陈代谢,从而促进宝宝的正常生长发育。

◆ 适当的户外运动,促进体内钙、磷的吸收利用,有利于宝宝的骨骼发育。

◆ 运动时身体释放肾上腺素,使得宝宝的情绪受到调整,感觉更快乐,是一种不错的胎教形式。

◆ 孕妈妈运动时,晃动的羊水可刺激胎儿全身皮肤,就好比给胎儿做按摩。这些十分利于胎儿的大脑发育,出生后会更聪明。

2 正确运动的建议

不管你是为了宝宝更健康而准备开始运动的孕妈妈，还是怀孕之前就偏爱运动的运动达人，在漫漫孕期中做运动，还是需要听听专家的意见，进行科学合理的运动。

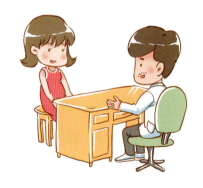

首先要咨询医生

在开始一项运动计划之前，首先要跟医生一起确定这项计划是否适合你，对宝宝来说是否安全。当孕妈妈出现贫血、心脏病、多次流产史、早产史、怀有多胞胎、胎盘异常等情况时，一定要在医生的指导下进行运动。

穿合适的衣服

穿着宽松的衣服，这样汗水才会容易蒸发，能帮助降低皮肤表面温度。穿支持性好的鞋子，要足够宽松，为避免伤到脚后跟，可以垫上运动足跟垫。戴上支持性胸罩，最好是运动型胸罩，限制乳房的跳动，减少乳头的摩擦。

运动不是一蹴而就

孕妈妈属于特殊的群体，无论孕前你是运动达人还是运动新手，在刚开始运动的时候应该进行对肌肉和关节要求不高的运动，然后慢慢增加运动的时间和强度。因为孕期运动的主要目的是让孕妈妈得到锻炼，而不是减肥。对于刚开始运动的孕妈妈，推荐每周运动3次，每次30分钟，然后慢慢增加时间和强度。短时、规律且持之以恒的常规运动，比时断时续的剧烈运动更健康。

宝宝越大，妈妈越慢

到了孕晚期，宝宝和子宫需要更多的血液，所以即使在你休息的时候，心脏也要辛苦地工作，此时，可以用来锻炼肌肉的血液储备会更少，自然就是孕妈妈降低运动强度的时候了。运动时心跳频率要在每分钟140次以内，超过此范围，孕妈妈的血流量较高，血管可能负荷不了。当运动15分钟后就要稍作休息，当感到累的时候也要停止运动。

不要过度刺激关节

由于松弛素和其他孕期激素的影响，孕妈妈的韧带会变得松弛，让关节之间的连接不稳固，一旦过度拉伸就很容易受伤，尤其是骨盆、后背和膝盖。所以要避免突然性的过度伸展或过度弯曲，不要过度刺激关节。

3 孕期运动推荐

当你明确知道孕期适当运动利远远大于弊的时候，也打算步入"孕"妈行列，是不是发愁不知该选择什么样的运动方式？下面就来推荐几种孕期运动方式，孕妈们可以结合自身状况，运动起来。

"简单通用款"——散步

在孕期的各个阶段，孕妈妈都可以将散步作为自己的孕期运动方式。散步可以加强心肺功能，促进新陈代谢，锻炼各部位肌肉力量，是孕妈妈最适合的一项运动，是维持孕妈妈和宝宝身心健康的有效方法。

散步要先选择好环境，空气清新的公园，其宁静舒畅、含氧量高，是理想地之选。反之，嘈杂的公共场所、交通要道是最不适合散步的地方，空气污染、病菌严重，对孕妈妈的健康没有保证。根据自己的工作、生活情况，安排好散步时间，早上起床后和晚饭后为佳。散步时要缓行，时间控制在30～40分钟，最好有家人的陪伴，如有不适立即停止。

注意事项 到了孕中期，情况已经相对稳定，这阶段可以适度增加运动量，增强身体的循环活力。可以根据自身的体能和习惯，进行一些活动和运动，像孕期瑜伽、有氧操等都是很好的锻炼方式。

"运动入门款"——有氧操

如果你从来没有运动经验或是担心强度太高的运动对宝宝有影响，可以在孕中期选择"运动入门款"——有氧操，作为运动起点可以轻松完成。有氧操的锻炼可以增加肌肉力量、减轻腰酸背痛的孕期不适，是很不错的选择。

注意事项 刚运动时要依自身身体情况而定，以后可逐渐增加运动量。做完一遍后如果感觉很累，就应该适当减少运动量。身体微微发热，略有睡意是运动适量的正常感觉，不必过分担心。有氧操要在专人的指导下进行，当有身体不适时可暂停锻炼。

"安全有趣款"——游泳

下水吧！游泳是孕期非常理想的运动方式。很多孕妈妈发现，相比较其他运动，游泳会让身体感觉更轻松。当你孕肚越来越大时，其他运动会让你感觉越来越吃力。但此时游泳会使得你自身的浮力增大，会感觉很舒服。游泳还可以增加血流量以及肺的换气量。

向孕妈妈推荐游泳运动的理由如下：

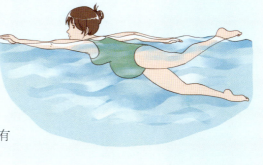

◆ 当孕妈妈在游泳时，在水中体位姿势的变化有利于纠正胎位，促进顺产。

◆ 游泳可以改善孕妈妈的孕期情绪，孕妈妈心情愉悦从而也对宝宝的神经系统发育有良好的影响。

◆ 游泳可兼收日光浴之益。阳光中的紫外线不仅有杀菌作用，还有利于维生素D的合成，促进宝宝骨骼发育。

◆ 对于身体关节来说很轻松。当孕妈妈在水中时，水中的浮力会大大减轻膝盖、臀部和后背所承受的重量。而且水的阻力也会让你的动作更柔和，从而让你的关节感觉轻松。

◆ 改善呼吸。蛙泳可以扩展胸部，从而吸入更多的空气。（如果气短，可以借助漂浮板将头置于水面之上。）

◆ 促进血液循环。游泳能促进血液循环，帮助孕妈妈改善水肿的症状。

◆ 锻炼肌肉。为了克服水中的阻力，在游泳过程中孕妈妈全身多处肌肉都得到了很好的锻炼，可以缓解腰背疼痛。

◆ 研究表明，经常游泳的孕妈妈，在分娩时需要的镇痛药更少。

注意事项 游泳要选择卫生条件好、人少的地方游泳。下水前先做一下热身，并戴上泳镜，还要防止别人踢到腹中的宝宝。游泳场地要有专职医务人员在场。游泳最好在温水中进行，水太冷容易使肌肉发生痉挛。入水、出水以及在湿滑的地面行走时要格外小心，穿上防滑拖鞋，避免摔倒。不要进行跳水等危险动作。

孕晚期，孕妈妈的身体负担越来越重，活动也变得不那么方便，子宫过度膨胀对腰背造成的不适也逐渐加重。很多孕妈妈准备着手"安心待产"，工作暂停，每天的任务就是吃好喝好，但这并不是明智的待产方式。

其实，这一阶段选择一些有助于顺产的轻缓动作，配合呼吸法的练习，对即将到来的分娩有很大的帮助。在专业人士的辅助下，张弛有度地做好产前练习，也是顺产冲刺的关键步骤。

"有助顺产式"——骨盆体操

分娩的阵痛会让很多孕妈妈感到恐惧，尤其是经历过顺产的二胎妈妈深有体会。在孕晚期进行助产体操的锻炼，可以在产痛来临时帮助孕妈妈减轻疼痛、转移疼痛，使孕妈妈在生产过程中保持镇定，达到顺产的目的。下面一起来做做骨盆体操：

左右运动骨盆。 站立，双脚分开与肩同宽，膝盖自然弯曲。双手叉腰，一边呼吸一边左右运动骨盆。

前后运动骨盆。 两腿最大限度地左右分开，双臂分别向左右两侧伸展，整个身体向前倾，然后后仰，如此反复，前后运动骨盆。

上下摇摆骨盆。 身体采取跪姿，手掌膝盖撑地，手掌打开约与肩膀同宽。慢慢吐气，手掌位置不变，将身体往下压并延伸，直到胸部贴到地面，下巴扣住地板，视线往前方注视。维持之前的动作，将双手臂往前伸直尽量伸展，上半身尽量往下压，感觉臀部往上延伸，手臂被拉紧。

球上骨盆运动。 坐在瑜伽球上，双腿张开，将球向后推，同时身体向前倾，以不压迫腹部为度。

注意事项 当助产体操要借助其他工具时，比如瑜伽球，要有专业人士的辅助，不能大意而造成不必要的危险。要在轻松休闲的心理状态下进行锻炼。锻炼时应以身体无疲劳感，没有不适感为度。如出现不适感，应减少运动量，改用其他锻炼方式或暂时停止锻炼，及时咨询医生。锻炼后应有充足的休息。孕晚期的孕妈妈体内器官的负担增加，加上其他的一些生理变化，使得孕妈妈在同样运动量之下更容易出现疲劳，所以，进行锻炼后应有足够的时间休息。

"有助顺产式"——呼吸法

分娩能否顺利进行,也受孕妈妈是否懂得用力、休息、呼吸等方面的影响。在分娩前借助呼吸法的练习,可以缓解孕期不适,增加骨盆腔与产道肌肉的弹性,减少生产时的阵痛,从而帮助孕妈妈完成顺产。

腹式呼吸。孕妈妈取仰卧位,肩膀自然放平,先把气全部呼出,然后慢慢吸气,使肚子膨胀起来,气吸足后,再屏住,放松全身,慢慢地将所有的气全部呼出。腹式呼吸法会使人体刺激分泌微量的激素,让人心情愉悦。孕妈妈可以多用此练习法,给宝宝足够的新鲜空气。

胸式呼吸。作用与步骤同腹式呼吸一致,但是吸气时,左右胸部都要鼓起来,胸骨也向上突出,气吸足够后,胸部下缩呼出气体。

浅呼吸。孕妈妈采用平躺姿势,将嘴唇微微张开,进行吸气和呼气间隔相等的轻而浅的呼吸。浅呼吸可用于缓解腹部紧张。

注意事项 一定要保持气息平稳舒畅,不要憋气,否则会增加腹压,不利于胎儿发育。呼吸轻柔缓慢且不要太过用力,感受呼吸的律动,调适到适合自己的呼吸频率,锻炼适可而止,过犹不及。

警惕异常情况的出现

适当的运动有利于妈妈和宝宝,但在运动过程中如果孕妈妈出现如下情况时,必须提高警惕,及时送医。

阴道出血。警惕前置胎盘和胎盘早剥的发生,及时就医。

阴道流水。胎膜早破的表现为阴道流水,会让宝宝失去完整的羊膜保护,同时脐带也容易脱垂,甚至宝宝死亡。一旦出现阴道流血,立即送往医院。

面部和四肢水肿现象迅速加重。警惕孕妈妈妊娠高血压,容易造成宝宝发育迟缓,出生时为低出生体重儿。

胎动过多或过少。意味着宝宝缺氧或胎盘功能不佳,应引起重视。

五、远离孕期不适与疾病

怀二胎与一胎所经历的孕期症状大致相同,一胎产后恢复好的女性在怀二胎时甚至会觉得更为轻松。不过,也有一些症状在怀二胎时更为突出,需引起重视。

1 早孕反应因人、因时而异

早孕反应是指在妊娠早期(停经6周左右)出现的恶心呕吐、头晕、乏力、食欲缺乏、喜酸食物或厌恶油腻等一系列反应。早孕反应在很大程度上与孕妇体内的人绒毛促性腺激素(HCG)水平变化有关,一般孕9周左右最为严重,孕12周以后随着体内HCG水平的下降,症状就会减轻,孕14周左右消失。

有的孕妈妈首次妊娠时早孕反应严重,怀二胎时却几乎没有早孕反应,这是正常的。当然,如果怀一胎时没什么反应,怀二胎时却反应很剧烈,也是有可能的。因为每次怀孕时的情况都会有所差异,这与孕妈妈的体质有很大关系。孕妈妈怀二胎时年龄增长了,身体状况有所不同,孕激素的分泌与以前不一样,因此引起的妊娠反应也会不一样。

如果没有早孕反应,那当然更好,尤其是在还需要照顾大宝的情形下,可以给孕妈妈减轻不少负担。如果怀二胎后,妊娠反应比第一胎时剧烈,记得跟医生沟通,因为这有可能是孕期疾病的征兆。当然,如果你怀的是多胞胎,由于HCG水平高,早孕反应通常会更严重。

对于二胎早孕反应严重的孕妈妈,应多注意日常饮食调养和生活保健:

- ◆ 清淡饮食,少吃油腻、辛辣刺激性食物。
- ◆ 少量多餐,但要避免空腹,恶心呕吐时可以吃些饼干、馒头、面包等较干的食物。
- ◆ 补充水分,避免脱水,晨起喝一杯生姜蜂蜜水,可以缓解晨吐。
- ◆ 保持室内空气清新,少去有异味的地方,如厨房。
- ◆ 减少工作量和运动量,充分休息。
- ◆ 放松心态,转移注意力。
- ◆ 症状特别严重时必须就医。

2 孕早期发热需重视

怀孕之后,因为有胎宝宝在孕妈妈体内,孕妈妈的新陈代谢比正常人快,体温也会比正常人略高。所以,在怀孕初期,孕妈妈的体温有时会略微上升,一般都在37～37.5摄氏度,属于正常现象,不用太担心。但如果发热高于38摄氏度,且持续时间较长,一定要尽早就医。

孕早期高热可致出生缺陷

在胚胎早期发育的生理过程中,某些重要物质(如蛋白质)的活性对温度很敏感,如果孕妈妈体温上升太多,就可能导致蛋白质在体内不能正常的代谢,可能会引起流产,并增加宝宝发育不良及出生缺陷的风险,如唇腭裂、心脏缺陷、神经管畸形等。

孕早期发热需及时干预

孕早期出现不明原因的发热,且温度超过38摄氏度,持续时间超过4小时,应及时就医,遵医嘱进行退热处理,并注意多喝水、多休息,随诊观察胎儿情况,千万不要擅自用药。因为孕早期是胎儿器官形成的重要时期,药物容易对宝宝产生不利影响。

积极预防感冒

流感是引起发热的常见原因,尤其在季节交替、温差变化较大时,孕妈妈应注意预防感冒。

孕期预防感冒可以从以下几个方面做起:

适量多喝水,多吃新鲜蔬菜水果。 喝水可增加尿量,间接起到排出体内毒素的作用;新鲜蔬果中含有多种维生素,其中维生素C和维生素E有增强人体免疫力的作用,可有效抵抗感冒病毒。

适度锻炼,保证睡眠充足。 在身体允许的情况下,适当锻炼,尤其在阳光明媚的天气,可多去户外散步、踏青。另外,每天保证8～10小时的充足睡眠,有助于增强身体抵抗力。

穿着适度,注意保暖。 根据天气变化增减衣物,避免穿着过多或过少。夏天睡觉时不要对着空调或电扇吹。

注意消毒和隔离。 勤漱口、勤洗手,保持室内空气流通,远离人多的地方,少去密闭空间,降低感染病毒的可能性。

3 科学应对孕期腹痛

孕期腹痛是孕妈妈经常会遇到的症状，在整个孕期都可能出现，有些是生理性的，不需要治疗，有些则是病理性的，需要引起警惕并及时处理。

孕早期腹痛

生理性腹痛： 孕早期由于激素水平的变化，胃酸分泌增多，孕妈妈可能会出现胃痛的情况，并伴有呕吐等早孕反应，一般过了孕早期就会消失。

病理性腹痛： 如果小腹出现阵发性疼痛，或有规律的腹痛、腰痛、盆腔疼痛，同时伴有阴道点状出血、腹部下坠感，应警惕先兆流产。如果出现单侧下腹部剧痛，伴有出血或昏厥，可能是宫外孕。出现这两种情况都应及时去医院。

孕中期腹痛

生理性腹痛： 进入孕中期，子宫增大会牵拉到周围的韧带和肌肉组织，引起下腹部子宫一侧或双侧出现牵涉痛、钝痛或隐痛。在走较远的路或变换体位时，疼痛会更明显，多休息就可以缓解。

病理性腹痛： 如果在腹痛时伴有胸闷、气短、胸痛、胃里反酸、打嗝等表现，应警惕孕期食管裂孔疝。此时，应注意少吃多餐、少吃过甜、过辣的食物，饭后不要立即卧床等，可以减轻不适。如果下腹感觉到有规律地收缩，同时伴有下腹部绷紧的感觉，应警惕早产，及早就医安胎。

孕晚期腹痛

生理性腹痛： 由于增大的子宫不断刺激肋骨下缘，可引起肋骨钝痛，无须特别治疗，左侧卧位有助于缓解疼痛。

病理性腹痛： 如果孕妈妈下腹部出现撕裂般疼痛，并伴有流血、腹部变硬、胎动消失等情况，可能是胎盘早剥的症状，一定要及时就诊并治疗。如果孕妈妈忽然感到下腹部持续剧痛，可能是早产或子宫先兆破裂，也应及时去医院。

4 警惕孕期流产

虽然已有过一次孕育经历,但由于年龄增大、身体素质下降、一胎后生殖功能异常等情况,二胎妈妈孕期也易出现流产,应引起重视。

自然流产与习惯性流产

孕28周前,胚胎停止发育或自动从子宫内排出,称为自然流产。流产发生于孕12周前者,称为早期流产;发生于12周后者,称为晚期流产。自然流产如果发生2次,称为复发性流产,如果发生3次或3次以上,为习惯性流产。

一般来说,流产的病情会随着次数的增多而愈发严重,复发率也会越来越高。有1次流产经历,复发率约为25%,有过2次流产复发率可达30%,3次复发率为35%,4次及以上复发率高达50%以上。

流产的主要症状是腹痛和阴道流血,与不同原因的复发性流产在表现上没有明显区别,临床需进行全面系统的检查才能明确原因,以便采取针对性的治疗措施。

染色体异常。父母染色体异常或受精卵染色体分裂时出现异常,都可导致受精卵质量不良,从而导致胚胎停止发育。这是自然淘汰的结果,勉强安胎也可能生出有缺陷的宝宝。

免疫因素。反复多次出现的流产60%以上是免疫因素引起的,有两种情况。一种是同种免疫紊乱,夫妻的白细胞抗原相容性过高,受孕后母体不能产生保护胚胎的封闭抗体,使胚胎受到母体免疫细胞攻击而停育。可用丈夫的淋巴细胞进行主动免疫,使母体产生封闭抗体。另一种属自身免疫异常,即母体免疫系统紊乱,产生对抗自身组织的抗体,这些抗体可以破坏胚胎组织和胎盘细胞,使胚胎死亡。临床可用皮质激素和免疫球蛋白来治疗。

内分泌因素。母体黄体功能不全,黄体酮分泌不足,或催乳素分泌过高,或患有多囊卵巢综合征等,均易导致流产,临床需进行针对性治疗和保胎。另外,糖尿病、甲亢、甲减也会导致流产,发现这些疾病应积极治疗,控制住病情后再怀孕。

解剖性原因。宫颈机能不全、子宫肌瘤、宫腔粘连等也会导致复发性流产,约占10%~15%,多为晚期流产。这类情况通常可以通过手术来矫正,如一胎后宫颈机能不全,二胎可在孕16周左右做宫颈环扎术保胎。

感染因素。生殖道感染,如细菌性阴道炎、念珠菌性阴道炎等,均可能导致流产。

凝血机制异常。凝血机制发生障碍,血液凝固的速度会变慢,在怀孕后易导致胎盘的血管形成血栓,堵塞胎盘血循环,使胎盘缺血而死亡。临床可进行抗凝治疗。

关于先兆流产与保胎

先兆流产，通常表现为孕28周前，先出现少量的阴道流血（在内裤或手纸上发现血迹），然后出现阵发性的下腹痛或腰痛。先兆流产在怀孕早期更容易出现。

一些孕妈妈，一旦出现阴道流血现象，就选择保胎，这是不正确的。孕早期出血的原因有很多，不一定就是流产。孕早期因为受精卵着床或激素水平的变化，可能会出现生理性出血，表现为点滴出血，颜色可以是粉色、红色或褐色。这种出血与流产无关，一般不影响宝宝正常发育。所以，发现出血的时候，

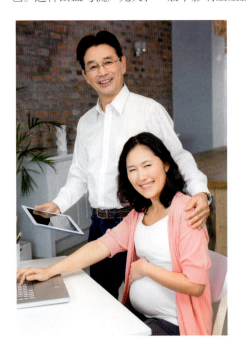

孕妈妈首先应保持冷静，让身体放松。如果出血量没有停止，并出现了明显的腹部不适，应及时去医院检查，了解出血的部位及原因。经医生诊断鉴别，确认可以继续怀孕后再采取相应的保胎措施。

千万不能盲目保胎。因为，有些情况是不能保胎的，如葡萄胎、宫外孕等，这种情况即使保胎也不能改变最终流产的结局，而且还会危及母体生命。如果胚胎只是轻度发育不良，或胚胎本来不健康而盲目保胎，则可能增加胎宝宝畸形的风险。

安全保胎小妙招

◆ 多卧床休息，少做下蹲动作，避免颠簸和剧烈运动。

◆ 避免重复的阴道检查，严禁性生活。

◆ 是否需要用保胎药，应遵医嘱，不可滥用，也不能盲目服用补品保胎。

◆ 保持心情舒畅、情绪放松，保证健康的饮食和作息，有利于安胎。

◆ 保胎2周后，如果B超发现胚胎发育不良，血HCG数值持续不升或下降，表明难免流产，应终止妊娠。

生化妊娠与稽留流产

生化妊娠一般发生在孕 5 周内，是指精子和卵子已经结合，在生理上已经发生了怀孕的变化——血 HCG 值升高，大于 25 毫国际单位 / 毫升，但受精卵却没有在子宫内着床，B 超看不到孕囊，并没有成功怀孕。生化妊娠在试管婴儿时更为常见。出现生化妊娠，一般不到 50 天就会自然流产，有白色的胎膜流出。流产的过程也不会很明显，尤其是常有痛经、血块的话，就更容易把这次流产当成一次常规月经。生化妊娠是胚胎本身的问题，流产也是一种自然淘汰的现象，月经恢复后就正常了，不影响下次怀孕。但如果这种情况经常发生，就需要检查一下是否有染色体异常等情况。

稽留流产又称过期流产或死胎不下。这种情况通常发生在孕 5～11 周，受精卵已经成功着床，B 超可以看到孕囊，却一直不长大，没有胎心或胎心停止，即胚胎停育。胎停育一般会导致自然流产，但如果受精卵的一部分已经形成了绒毛、胎盘和胎膜，体内激素也保持着怀孕的水平，自然流产就不能发生，使死去的胚胎滞留在宫腔里，就是稽留流产。稽留流产常常无明显自觉症状，直到 B 超发现胚胎停育了。如果 B 超发现可能是稽留流产，可等 1 周后再做 1 次 B 超，根据胚胎的变化来确诊。一旦确诊，妊娠产物需排出体外。孕妈妈可以等待自然排出，但如果出血量多或时间长，为避免宫腔感染或排不净的隐患，也可以考虑做清宫手术。

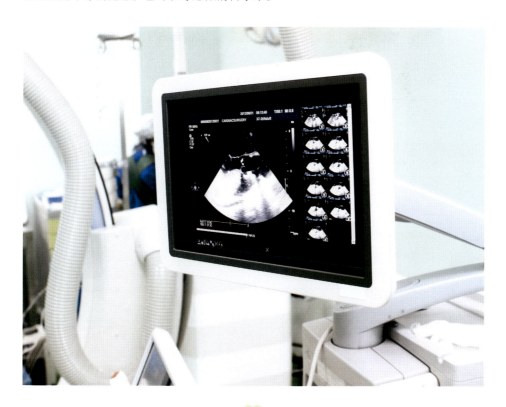

5 不做糖妈妈

妊娠期糖尿病是指怀孕前未患糖尿病，而在怀孕时才出现的疾病。对于准二胎妈妈来说，由于年龄偏大、身体机能下降、新陈代谢放缓，患妊娠期糖尿病的风险增大，尤其是35岁以上的高龄二胎妈妈。研究发现，年龄在40岁以上的孕妇发生妊娠期糖尿病的危险是25岁时的5～8倍。

糖妈妈的风险

对妈妈： 如果孕期血糖控制不理想，更容易发生流产、妊娠期高血压疾病、早产。血糖问题还会带来酮症酸中毒的风险，虽然发生率低，但对母体和胎儿的危害都极大，严重时会胎死宫内。

对宝宝： 孕妈妈的血糖会通过胎盘进入宝宝体内，导致宝宝的血糖水平偏高，促进胰岛素细胞增生肥大，如果得不到控制，易出现胎儿高胰岛素症，出现巨大儿的概率增加。糖妈妈的宝宝也更容易出现畸形、新生儿窘迫综合征、新生儿低血糖、新生儿红细胞增多症、新生儿低钙及低镁血症等，宝宝长大后在儿童期或青年期出现糖尿病的概率也大大增加。

易患妊娠期糖尿病的人群

◆ 年龄超过35岁的高龄孕妈妈。

◆ 肥胖，妊娠前体重超过标准体重的20%，或妊娠后盲目增加营养，进食过多、活动过少，体重增加太多的孕妈妈。

◆ 直系亲属中有人得糖尿病或出现过妊娠期糖尿病病人的孕妈妈。

◆ 以往妊娠时出现过妊娠期糖尿病的孕妈妈。

◆ 生育过巨大儿（体重大于4千克）的孕妈妈。

◆ 有过死胎、畸形胎儿等不良孕产史的孕妈妈。

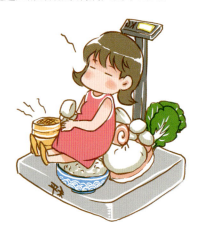

妊娠期糖尿病的防与治

二胎妈妈在孕前体检中应查一次空腹血糖,这样能及早发现糖尿病,并在前期积极进行干预,避免患上糖尿病。在孕24～28周,也应按照常规体检进行妊娠糖尿病筛查。如果糖尿病筛查高危,医生会建议继续做糖耐检查,以确诊是否患有妊娠期糖尿病。糖尿病高危人群尤其要重视产前血糖检查和糖尿病筛查。

一般来说,空腹血糖为5.1毫摩尔/升,服糖1小时后血糖为10.0毫摩尔/升,服糖2小时后血糖为8.5毫摩尔/升,以上任何一点血糖值达到或超过上述标准即可诊断为妊娠期糖尿病,需要临床干预或治疗。可先在医生的指导下调整饮食,适量运动。一周后再测血糖,如果还是没有控制住,需注射胰岛素来控制。妊娠期糖尿病的治疗一定要遵医嘱,全程监测,且不能自行口服降糖药物,以免增加宝宝畸形的风险。

糖妈妈的饮食需格外注意

如果确诊患有妊娠期糖尿病或血糖水平过高,饮食问题就成了孕妈妈们面临的一个大问题。如何在兼顾营养的基础上,控制好血糖水平,是每一位糖妈妈的必做功课。

均衡营养,控制热量。在可摄取的食物分量范围内,尽量多摄取含维生素、蛋白质、膳食纤维丰富的食物,少吃高脂肪、高糖食物。妊娠初期不需要特别增加热量,妊娠中后期须在孕前所需的热量的基础上再增加300千卡/天。孕期应控制好体重,避免体重增长过快,但也不能随意减重。

定时定量进餐,少吃多餐。一次吃太多会使血糖快速上升,空腹太久容易产生酮体,所以糖妈妈们一定要注意定时、定量地进餐,可以把每天的食物分成5～6份,做到少吃多餐。特别要避免晚餐与隔天早餐的时间相距过长,所以睡前应适当补充点心。

正确"吃糖"。碳水化合物在体内可以分解为葡萄糖,为我们提供热量,所以主食是糖妈妈必不可少的食物。我们需要做的是,控制好每天摄入碳水化合物的总量。比如,如果午饭中有红薯,可以相应减少米饭的摄入量。另外,主食需做到粗细搭配、干稀搭配,这样可以避免餐后血糖上升过快。蔗糖、砂糖、果糖、葡萄糖、冰糖、蜂蜜、麦芽糖等会使血糖迅速增加的食品,则应避免摄入。

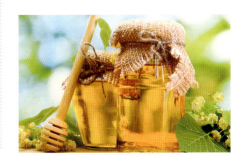

6 谨防妊高征

妊高征是妊娠高血压综合征的简称，是妊娠期女性尤其是高龄二胎妈妈非常容易患的疾病。其主要病理改变是全身小血管痉挛，常引起母体多器官灌注不足，导致器官缺血，胎盘灌注不足，进而导致胎儿生长受限，甚至出现胎儿窘迫、死胎，也是导致孕产妇死亡的重要原因之一。高龄，有高血压、糖尿病、慢性肾炎史，有自身免疫性疾病史，肥胖或精神过分紧张等因素，都会增加妊高征的发生风险。如果头胎时发生过妊高征，二胎时再发生的可能性更高。

为了更好地预防妊高征，二胎妈妈应加强健康教育，坚持良好的饮食和生活习惯，做好产前检查，发现异常及时处理。

重视产前检查和自我检测	重视产前检查，并坚持定期检查和自我检测，以便发现异常及时得到指导和治疗。妊娠早期应测1次血压，作为孕期的基础血压，以后定期检查，尤其是在妊娠36周以后，应每周观察血压及体重的变化、有无蛋白尿及头晕等症状。
保证饮食营养，减少盐分摄入	蛋白质不足时会弱化血管，加重病情，因此孕妈妈应注意多摄取富含蛋白质的食物。孕妈妈应注意钙、镁、铁、锌等营养素的摄入，对预防妊娠高血压疾病的发生与发展有一定的作用。同时，孕妈妈应注意控制动物脂肪的摄入，避免体重增长过快，诱发或加重妊高征。盐分摄入过多会导致血压升高，影响心脏功能，引发蛋白尿和水肿。因此，孕妈妈要严格控制食盐的摄入，每天限制在3~5克。
保持心情愉快，避免过度劳累	孕妈妈应注意放松精神，保持精神愉快，避免过度劳累，保证充足的休息时间，以降低妊高征的发病率。
及时就医，纠正异常	如果出现妊高征，应严格执行医生的治疗建议，必要时应提前结束妊娠。

前置胎盘的处理

正常情况下,胎盘一般附着在子宫前壁、后壁或侧壁。若胎盘在子宫内的位置过低,附着在子宫内口,将子宫颈口遮住,称为前置胎盘。前置胎盘是妊娠晚期出血的重要原因之一,为妊娠晚期严重并发症,多见于经产妇,尤其是生育过多、过频或子宫内膜已受损的孕产妇。

引起前置胎盘的原因

子宫内膜不健全。产褥感染、多产、上环、多次刮宫、剖宫产等因素均可引起子宫内膜炎、子宫内膜缺损,使子宫内膜生长不全,导致受精卵植入时血液供给不足。为了摄取足够营养,胎盘代偿性扩大面积,伸展到子宫下段。

受精卵滋养层发育迟缓。当受精卵到达宫腔时,滋养层尚未发育到能着床阶段,继续下移植入子宫下段,并在该处生长发育形成前置胎盘。

胎盘面积过大。如多胎妊娠时胎盘常伸展到子宫下段。

前置胎盘的类型与危害

完全性前置胎盘。胎盘完全覆盖子宫颈内口,又称中央性前置胎盘。完全性前置胎盘初次出血的时间早,约在妊娠28周左右,反复出血次数频繁,量较多,有时1次大量出血即可使病人陷入休克状态。

边缘性前置胎盘。胎盘附着于子宫下段,下缘达宫颈内口边缘,又称低置性前置胎盘。边缘性前置胎盘初次出血发生较晚,多在妊娠37~40周或临产后出现,量也比较少。

部分性前置胎盘。胎盘部分覆盖子宫颈内口。出血时间介于完全性前置胎盘与边缘性前置胎盘之间。

由于前置胎盘出血多发生于妊娠晚期,故容易引起早产。由于反复多次或大量阴道出血,产妇可能会出现贫血,其程度与出血量成正比,严重者可出现休克,使胎儿发生宫内窘迫、缺氧而胎死宫内。

前置胎盘的保健与治疗

前置胎盘的早期症状不明显，许多前置胎盘的情况都是在产检中发现的，因此，孕妈妈应按时产检。如果在B超检查出胎盘处于低置状态，不要过于慌张，因为随着孕期的推进，胎盘有可能会逐渐"漂移"到远离宫颈口的位置。在此期间，孕妈妈应注意孕期保健：

- 减少活动，多休息，卧床休息以左侧卧位为宜。
- 不要搬重物，避免进行增加腹压的活动，如用力排便、频繁咳嗽、下蹲等，变换体位时动作要轻缓。
- 如果有出血、腹痛症状，不可大意，应立即就诊。
- 保持外阴清洁，会阴部垫卫生清洁垫，勤换内裤，预防感染。
- 饮食应营养均衡、全面，多食含铁较高食物，如红枣、瘦肉、动物肝脏等预防贫血。
- 进行胎儿自我监护，每日留意胎动是否正常，如果发现胎动明显减少时，也需尽快去医院接受检查，采取治疗措施，不可耽误。

前置胎盘一旦出血，其治疗原则是尽快制止出血，纠正贫血。一般来说，若妊娠不足37周，阴道出血量不多，全身情况良好，胎儿依然存活，可以采取期待疗法，即在保证孕妈妈安全的前提下进行保胎。在此期间需严密观察病情，同时进行有关辅助检查，如B超检查、胎儿成熟度检查等。

如果阴道大量出血或反复多次出血，前置胎盘期待疗法中又发生大出血休克，为了孕妈妈的安全可考虑终止妊娠。终止妊娠的方法主要有两种。

剖宫产： 剖宫产是前置胎盘的主要处理手段。适用于完全前置胎盘，持续大量阴道流血；部分性和边缘性前置胎盘出血量较多，胎先露高浮，短时间内不能结束分娩；胎心异常等情况。术前应输液、输血补充血容量，手术应注意选择子宫切口位置，避开胎盘。

阴道分娩： 阴道分娩是利用胎先露部压迫胎盘达到止血目的，适用于边缘性前置胎盘而胎儿为头位的情况。在临产后发生出血，但出血量不多，产妇一般情况好，产程进展顺利，估计在短时间内可以结束分娩者，可进行阴道分娩。此法对经产妇的效果较好。

8 改善胸闷、呼吸困难

孕中晚期，孕妈妈全身的血容量比孕前增加40%～50%，心率每分钟增加10～15次，心排出量增加了25%～30%，也就是说，心脏的工作量比孕前明显增大，容易引起心血输出量不足，导致组织供氧不足，引起胸闷。而且，随着子宫体积增大，使膈肌上升推挤心脏向左上方移动，影响到心脏的正常血液循环，也会压迫到肺部，影响呼吸功能，均会导致胸闷和呼吸困难。

当孕妈妈感觉呼吸困难时，可以从以下方面来缓解：

穿宽松的衣服

过紧的衣服，特别是过紧的内衣，会使血液循环受阻，压迫胸肺部，导致呼吸困难。因此，孕妈妈应注意穿着宽松、舒适的衣服，放松身体。

深呼吸

深呼吸可以吸入更多的新鲜空气，为身体的组织器官提供充足的氧气，改善微循环和脏器的功能，能在一定程度上缓解胸闷症状，还能起到清洁肺部、提高免疫力的作用。

注意姿势

坐着休息时，尽量挺直上身，双肩外展，让肺部尽可能地扩展。睡觉时应避免仰卧，可采取侧卧姿势，并稍微枕高一些。因为仰卧时，子宫的全部重量会压迫腹部动脉和下腔静脉，使心、肺等组织器官得不到充足的供血量，从而引发胸闷和呼吸困难。

调整情绪

平静、放松、愉悦的情绪，可以使孕妈妈血压平稳，供血、供养充足，缓解胸闷和呼吸困难。

注意休息

生活中，孕妈妈不管是散步还是做家务，都不可产生劳累感。感觉呼吸困难时，应尽量减少活动，可以躺下静卧一会儿，直到情况好转。

及时就医

当孕妈妈感觉呼吸困难加重时，或伴心悸、胸口痛、手脚湿冷等情况，应及时就医。医生会为孕妈妈做进一步的检查，还会用供氧设备为孕妈妈供氧，缓解症状。

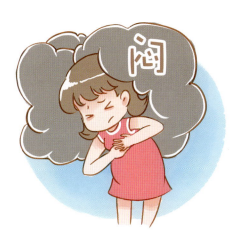

9 缓解肚皮发痒的方法

怀二胎时，孕妈妈可能仍会出现腹部皮肤瘙痒的情况，通常与腹部皮肤扩张、重力增加或怀孕期间激素水平的改变有关，多发生在孕中晚期。

发生瘙痒时，有些孕妈妈症状较轻，只是感到皮肤稍有瘙痒；有的孕妈妈却是瘙痒难忍，坐立不安，非常痛苦。严重时其至会出现黄疸、红色丘疹、风团块、红斑和水疱等，少数患者还会乏力、腹泻、腹胀等症状。受不了瘙痒时，孕妈妈往往会挠抓腹部，导致腹部被挠得发红，还有可能发炎，导致更为严重的后果。

腹部皮肤瘙痒出现后通常1周左右会好转，但也可能要等到宝宝出生后才会彻底消失。生理性的腹部瘙痒一般不会给孕妈妈和宝宝带来危害，但还是需要看医生，好排除其他原因引起的瘙痒。平时，孕妈妈可以通过采取以下措施来改善腹部瘙痒的症状。

避免过度挠抓：过度抓挠会使皮肤出现抓痕，表皮脱落出现血痂，日久会导致皮肤增厚、色素加深，继而加重瘙痒，甚至还可能引起化脓性感染。

注意卫生，保持皮肤清洁：不要穿着不透气的化纤内衣，避免进入湿热环境。经常换洗内衣裤，注意个人卫生。

洗澡时水温不宜过高：洗澡时不要用温度太高的水，也不要用碱性香皂使劲擦洗，否则会导致并加重皮肤瘙痒。洗完澡可以擦一些孕妇专用保湿乳液或按摩霜来缓解瘙痒。

避免食用刺激性较强的食物：辣椒、生大蒜、胡椒、生姜、八角等刺激性的食物孕妈妈要少吃，以免加重瘙痒。

减轻精神负担：紧张、压力过大、焦虑不安等情绪会加重瘙痒症状，因此孕妈妈应尽量放松心情，把注意力放在其他事情上。

遵医嘱用药：如果腹部皮肤瘙痒难耐，应该去医院找医生寻求帮助，医生会给出用药建议。同时，密切监测胎儿的情况，一旦出现异常，要及时采取相应的救治措施。

10 预防静脉曲张有讲究

怀孕后，子宫担负着孕育新生命的重任，需要大量的血液供应，这会使盆腔静脉和髂内静脉血液回流增加，导致静脉内的压力增大，也会使下肢薄壁静脉异常扩张。子宫的增大也会压迫静脉，使血液回流受阻，造成下肢静脉曲张。另外，怀孕后期，体内雌激素水平升高，也会导致孕妈妈外阴部静脉曲张。

静脉曲张在短期内对孕妈妈和胎宝宝是无害的。但是，静脉曲张会引起孕妈妈皮肤发痒、疼痛、酸麻和疲倦，而且外阴部的静脉曲张常伴有阴道和子宫颈静脉曲张，分娩时胎头经过，容易发生静脉破裂和出血。因此，孕妈妈在孕期应积极预防静脉曲张。

经常活动双腿： 避免长时间站或坐，经常活动双腿，促进血液循环。处于职场的二胎妈妈尤其应注意，如果是长时间坐着的工作，可垫高双脚，且在工作间隙适当起身活动。

不要穿紧身衣服： 孕妈妈的鞋子、袜子、腰带、裤子都应宽松、舒适，不能过紧。鞋子最好是平底布鞋或运动鞋。

睡觉时左侧卧位： 在休息和睡觉时，宜采用左侧卧位，并用枕头或毛毯适当将腿部垫高。这样有利于下肢静脉的血液循环，减轻静脉曲张的症状。

避免高温： 高温会使血管扩张，加重病情。孕妈妈应注意，洗澡水水温不要太高或太冷，最好与体温保持一致；不要长时间晒太阳或靠近火炉、电暖炉等热源。

不要提重物： 重物会增加身体对下肢的压力，不利于症状的缓解。平时也要注意劳逸结合，不要自己搬提重物。

控制体重： 超重会增加身体的负担，使静脉曲张更严重。孕妈妈应合理饮食，饮食应做到低脂、少盐、少糖，并注意适量活动。

产后静脉曲张一般会自行消退，但如果严重到难以消退，产后也可以选择外科手术帮助恢复。

正确应对腿抽筋

孕晚期，很多孕妈妈都会出现腿部抽筋的现象，这主要是孕妈妈身体缺钙引起的。孕晚期，胎宝宝的牙齿、骨骼钙化加速，对钙的需求量增大，如果孕妈妈钙摄入量不足就会出现腿抽筋的现象。而且，孕妈妈的腿部肌肉负担加重，以致体内的钙磷比例失衡，也会引起腿部痉挛。另外，孕期腹内压力增大，易使血液循环不畅，造成腿抽筋。

预防腿抽筋的关键

- 睡觉时尽量侧卧，可夹一个软枕头在两膝之间。如果是仰卧，可以在膝盖下垫一个软枕头。
- 注意下肢保暖。
- 不要穿高跟鞋或过紧、过硬的鞋子，应选择平稳舒适的软底鞋。坐姿时可用小凳子或木箱将脚垫高。
- 平时活动量和活动幅度都不能太大，不要让腿部肌肉过于疲劳。活动前要先热身，活动后要做放松运动。
- 从孕5个月开始，应着重增加饮食中钙的摄入量，每天补充1000毫克左右钙。平时要多晒太阳，以补充维生素D，促进身体对钙的吸收。
- 若抽筋频繁，可遵医嘱口服钙片。

缓解腿抽筋的方法

- 每天睡觉前用温水泡脚，水最好能浸到小腿肚，以促进血液循环，镇静安神，预防抽筋和失眠。平时腿脚寒凉的孕妈妈，可以把生姜切片加入泡脚水中。
- 用湿热毛巾热敷小腿，可以使全身血管扩张，减少抽筋。
- 抽筋时可在准爸爸的帮助下适当活动，走一走或站着，也可以做伸展运动。
- 如果抽筋严重，可以躺在床上，腿部伸直并尽可能贴近床面，请孕妈妈抓住抽筋的那只脚的大拇趾，朝自己头部方向慢慢拉。

注意事项 孕妈妈如果出现腿抽筋，应尽量保持镇定，不要惊慌，及时抓住身边可依附的东西，慢慢向前走两步，放松肌肉，或坐到椅子上，用同侧的手臂轻轻按揉小腿。

缓解水肿

孕期水肿是不少孕妈妈要面对的问题。孕期激素改变,不断增大的子宫压迫下肢静脉,这些都会造成孕期水肿。孕期水肿最容易表现在脚上,到孕中后期或晚期,你会发现原本凸出来的脚踝已经快要成为一个平面了,而且水肿不分左右,两边同时出现。如果经过长时间的休息水肿情况仍没有改观的趋势,甚至小腿也开始肿起来,用手按的时候会出现一个窝,这可能是子痫的前兆,要注意观察,并且适时去医院检查。

缓解水肿的方法推荐:

◆ **饮食不可过咸**。孕妈妈的饮食应清淡少盐,注意盐分的摄取,尤其在水肿期间,以免引起身体水钠潴留。

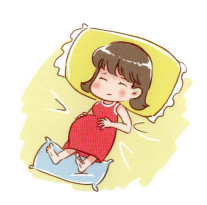

◆ **穿宽松的衣服**。孕妈妈在怀孕期间需要穿宽松的衣服,这是因为宽松的衣服有利于血液的通畅,消除怀孕期间因为静脉血液不能回流到心脏而引起的水肿,反之,穿着紧身的衣服,会加重浮肿。

◆ **睡前泡脚**。人处在温度比较高的环境下,血液流动较快,为加速体内血液循环,孕妈妈应注意保暖。每晚睡觉之前可以选择用热水泡脚,增加血液循环,气血通畅。

◆ **充分休息**。水肿的孕妈妈要保证充足的休息和睡眠时间,避免过于紧张和劳累,避免长时间站立或行走,轻度水肿可通过白天短暂的休息进行缓解,适当抬高下肢。休息时建议采取左侧卧位,并用枕头或脚垫抬高双腿,以改善胎盘血液供应,减轻浮肿。

◆ **适当运动**。水肿的孕妈妈平时要坚持做一些简单的运动,比如散步、做孕妇保健操等。散步能调节小腿的肌肉,改变静脉被压迫的现象,促进腿部血液循环。

◆ **简单按摩腿部**。按摩在改善血液循环方面也有不错的作用,孕妈妈经常按摩腿部和脚部,能有效改善水肿。按摩时,从脚向小腿方向逐渐向上,帮助下肢血液返回心脏。如果孕妈妈肚子太大而无法按压,可以请准爸爸协助按摩,但要注意按摩的方向。

◆ **避免久坐**。长时间坐着工作的孕妈妈,可以在脚下垫个矮凳。工作间隙要适当走动,以增加下肢血流。躺着休息时,尽量平躺或左侧卧。

13 改善便秘

便秘是孕期常见的烦恼之一。孕期便秘的发生与孕妈妈生理特点有关，但也与孕期不良生活习惯有关。孕妈妈想要改善便秘，需调整生活习惯。

便秘的原因

孕期便秘的发生，会因各个时期的特殊性而有所不同。孕初期的便秘是孕妈妈体内激素水平变化所致。孕中后期出现的便秘，与胎盘激素的影响有关。

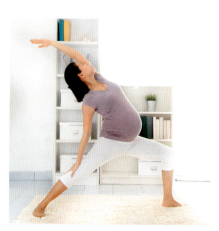

由于胎盘激素的分泌，导致肠道肌肉放松，肠蠕动慢，肠内容物滞留，便秘甚至痔疮都因此出现。二胎妈妈如果在生头胎的时候出现痔疮，怀二胎期间也会因为痔疮的发作而出现便秘的情况。另外，逐渐变大的子宫压迫到肠胃，也会阻碍肠道蠕动，引起便秘。此外，一些孕妈妈由于肚子渐渐变大，人也变得慵懒、不爱运动，或饮食过于精细，也会引起和加重便秘。

改善便秘的方法

孕期便秘的痛苦想必经历过的孕妈妈都明白。怎样让孕期排便变得轻松，孕妈妈在日常生活中可尽量做到以下几点。

◆ 定时排便，在晨起或早餐后如厕。由于早餐后结肠推进动作较为活跃，易于启动排便，孕妈妈宜在早餐后一小时左右排便。尤其是职场孕妈妈不要忽视便意，更不能强忍不便。

◆ 每天早晨起床后先喝一杯温开水，可以刺激肠胃蠕动，增加粪便的含水量，使粪便变得柔软更易排出。

◆ 除了一日三餐要正常规律地饮食、补充足够的水分以外，还要有意识地摄入膳食纤维、乳酸菌等。比如每天适当吃一些五谷杂粮、新鲜蔬菜和水果，每天喝一杯酸奶等。

◆ 运动可以帮助促进血液循环和肠道蠕动。即使身体笨重，也最好在可承受范围内，每天坚持做一些轻松的运动，比如做些简单的家务、散步等。

◆ 若孕妈妈痔疮发作，或在上厕所时用力过度而导致肛裂，觉得有出血或不适，一定要赶紧去看医生，寻求合适的解决方法。

14 正确对待胎位不正

正常产出的正确顺序应由头部先出来，若是下半身先产出，甚至肩膀、手臂等部位先产出，即称为胎位不正。

胎位不正的分类

臀位：胎儿头在上，臀在下，臀、足或膝先露。

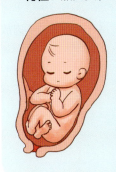 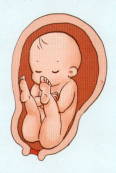 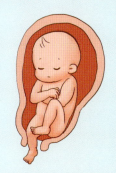 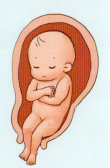

横位：胎儿横卧于宫腔，与母体垂直，根据胎头在母体左或右侧及肩胛骨朝向前或后方，可分为肩左前、肩左后、肩右前、肩右后4种方位。

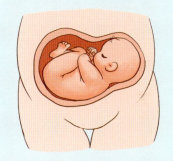

头位：胎儿臀在上，头在下，脸、额或前囟先露。

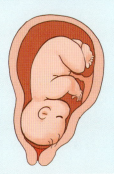 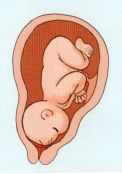 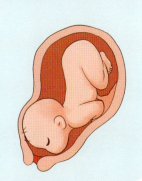

胎位不正的危害

对生产的危害。 宫缩较弱且不规则；延长产程；子宫收缩不正常，容易导致子宫破裂；子宫口扩张不完全；早期破水发生率高；加大剖宫产的概率。

对母体的危害。 宫缩较弱，生产需要更大的力气，产妇因此常会筋疲力尽；生产时会阴拉撑过大造成裂伤；生产时可能因为子宫颈、阴道、子宫体部的裂伤、子宫收缩无力造成失血量增加；早期羊水破、过度失血、组织受伤或阴道、肛门指检次数太多容易发生感染；产妇在子宫松弛后不能停止疼痛。

对胎儿的危害。 胎儿因通过骨盆困难造成头部变形；产程延长使胎儿易缺氧、脑受伤、窒息，增加胎儿死亡率；分娩手术率上升，增加胎儿受伤危险性；易发生脐带脱垂。

纠正胎位的方法

妊娠32周以后胎儿生长快，羊水相对减少，此时胎儿姿势和位置相对固定，所以胎位不正最合适的纠正时间为孕30周至32周。

产前检查。 孕妈妈应定期到医院做产检，及时诊断出胎位不正，并及早在医生的指导下纠正胎位，提前住院待产可以预防分娩时胎位不正，以及避免因胎位不正造成的严重后果。医生还可根据孕妈妈的具体情况决定最终的分娩方式。

艾灸治疗。 艾灸至阴穴，治疗胎位不正，每日1次，每次15～20分钟，5次为一疗程。适用于产科检查诊断为臀位、横位、斜位的孕妈妈。艾灸纠正胎位必须由专业人士进行。

膝胸卧位纠正操。 孕妇取俯卧姿势，保持头低臀高的姿势，将头转向一边，双手曲起平贴在胸部两旁的地面，胸部紧贴地面，大腿与地面垂直，双膝分开与肩同宽，注意臀部要抬高。

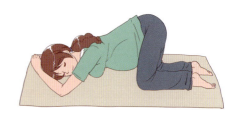

注意事项 做纠正操前应解小便，松解裤带；每日2～3次，每次10～15分钟，5～7天为一疗程，一周后进行检查。

15 胎膜早破危险大

胎膜是胎宝宝的保护膜。如果胎膜早破，就会使羊水过早地流出，使胎宝宝失去羊水的保护，引发危险。

胎膜早破的危害

引发早产。由于羊水流出后子宫会变小，不断刺激子宫收缩，这时胎宝宝若不足月，就会发生早产。而早产儿的各个器官功能还没有发育完全，体重较轻，对外界的适应能力较差，容易出现危险。

增加难产率。胎位异常可导致胎膜早破，故对发生胎膜早破的孕妈妈应注意有无骨盆狭窄、头盆不称及头位异常。发生难产，产程必然延长，容易导致宫内感染，对催产素的敏感性下降，产程停滞，手术产率增加。

引发胎儿宫内窘迫。未临产时破水，如果胎先露未定，脐带会随着羊水流出而脱垂，导致胎宝宝在子宫内发生窘迫。

引发母婴感染。如果胎膜早破并发绒毛膜羊膜炎时，常引起胎儿及新生儿感染，表现为肺炎、败血症、颅内感染。感染程度与破膜时间长短有关，若破膜时间超过24小时，感染率将大大增加。宫内感染可以累及蜕膜和子宫肌层，影响子宫收缩而使出血增加，严重者需切除子宫。

家庭鉴别方案

当孕妈妈突然感觉到阴道内有液体流出，开始大量，继而少量或间断地流出，当打喷嚏或咳嗽时，流量加大，这很可能是胎膜早破了。当孕妈妈不确定自己究竟是羊水还是尿液流出时，可以将pH试纸放在阴道附近，如果是胎膜早破，羊水会使橘黄色的试纸变成深绿色。此外，羊水的成分主要是水，且无色无味，也能与尿液做很好的区分。

居家紧急处理

一旦发生胎膜早破，孕妈妈及家人不要过于慌张，立即让孕妈妈躺下，采取把臀部抬高的体位。观察羊水的颜色是否清亮，同时注意宫缩和胎动。在内裤垫上一片干净的卫生巾，注意保持外阴的清洁。只要发生破水，无论是否到预产期，有没有子宫收缩，都必须立即赶往医院。在去的途中，也需要采取垫高臀部的躺卧姿势。

16 了解过期妊娠

预产期并非精确的分娩时间。实际上，由于不同人或同一个人的不同孕次的妊娠并不完全一致，因此在预产期前后两周内分娩都偏正常。如果二胎妈妈的月经周期在35天以上，宝宝足月的日期也会稍晚，实际分娩的日期可能就要晚于预产期。若平时月经周期规则，妊娠达到或超过42周，则属于过期妊娠，其发生率约占妊娠总数的5%~12%。

过期妊娠对胎儿和母体都有危害，下面我们来一起看看。

过期妊娠的危害

胎盘功能不足。孕妈妈发生过期妊娠时，一方面，胎盘已渐渐开始老化，向胎儿运送氧气和营养的机能每天呈进行性衰减；另一方面，胎儿愈成熟，对氧气的需要量也越多。成熟胎儿的脑神经对氧气的需求更大。因此，过期妊娠的胎儿在子宫内很容易缺氧，严重的可造成宝宝的脑细胞坏死，或因缺氧而致死亡。胎儿在子宫内缺氧可产生剧烈的呼吸动作，分娩过程中易将羊水吸入呼吸道，引起胎儿窒息死亡，或生后罹患新生儿吸入性肺炎。

羊水量减少。羊水过少可致宫口扩张缓慢，第一产程时间延长；羊水过少时，子宫周围的压力直接作用于胎儿，胎儿可发生肌肉畸形、畸足，有时子宫直接压迫胎儿胸部，可使胎儿肺发育不全；羊水过少、黏稠，产道润滑不足，胎儿分娩过程中下降受阻，可使产程延长，胎儿死亡率高。

易发生难产。胎儿过"熟"，可以使胎儿颅骨变硬、可塑性差；过期胎儿颅骨变硬、颅缝较窄，在分娩过程中胎头不易变形，适应产道能力差，使胎头下降困难，容易发生难产。难产会增加产妇分娩时的痛苦，且胎儿颅内出血和母亲产道损伤、产后出血的发生率均增高。

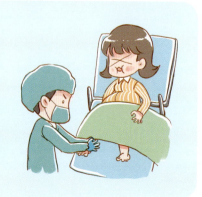

影响胎儿智力。 凡是超过预产期2周以上出生的胎儿,无论体重是多少,都称为过期产儿。因为自怀孕35周起,胎盘通透性逐渐下降,氧气和营养的输送受到影响。到42周时,由于胎盘的梗死区和钙化区逐渐增多,胎盘功能进一步下降,母亲与胎儿之间的氧气、血液交换受阻,向胎儿供应的氧和营养物质会因此减少,进而影响胎儿。如果缺氧严重可致死产或发生严重的神经系统后遗症,如智力障碍。

新生儿并发症增加。 据临床资料统计,过期妊娠的新生儿,各种并发症比正常妊娠的足月儿明显增加,如新生儿颅内出血的发生率可高达25%,吸入性肺炎的发生率也高达37%。

医生手术或器械助产概率增加。 过期妊娠,产妇生理和心理都有一定负担、焦虑、紧张常影响食欲和睡眠,这些均可使孕妇分娩时发生宫缩乏力,或宫缩不协调的现象,使产程延长,导致医生手术或器械助产概率增加。统计显示,过期妊娠的产妇分娩时需通过手术助产者高达63.8%。

积极预防过期妊娠

过期妊娠的危害大,二胎妈妈不能等到已经是过期妊娠了再去医院寻求帮助,而是应该积极预防。

◆ 在未怀孕的前半年,"孕妇"便应及时记录每次的月经周期,以便能推算出较准确的预产期。在停经后2个月,便应去医院检查,以后定期进行产前检查,尤其在孕37周以后每周至少做一次产前检查。

◆ 如果预产期超过一周还没有分娩征兆,更应积极去检查,让医生根据胎儿大小、羊水多少、测定胎盘功能、胎儿成熟度或者通过"B超"来诊断妊娠是否过期。

◆ 经常注意腹中胎儿情况,若妊娠超过42周仍无分娩征兆,要及时到医院咨询医生。

◆ 孕妇也可以自测胎动,如果12小时内胎动数少于20次,说明胎儿异常;少于10次,说明胎儿已很危险,应立即求医。如果确诊为过期妊娠,应由医生及时引产。

六、二胎孕期饮食计划

"吃"是人类与生俱来的一项能力,孕期母婴的健康与"吃"相关。在怀孕期间孕妈妈如果能有个合理的饮食计划,将为自身和宝宝的健康奠定良好的基础。

保证膳食均衡

孕期饮食丰富、均衡,不但能给胎宝宝提供良好的发育基础,更能使孕妈妈的妊娠反应降低。膳食均衡应该做到"全面、平衡、适当",即饮食丰富多样,主副食合理搭配,荤素、粗细合理摄取;膳食中各种营养素的摄入要与孕期生理需求相平衡;一日三餐的热量摄入要适当,且各种营养素的摄入要适量,摄入过少,不能满足需要,易引起营养不良性疾病,摄入过多,既是浪费又对机体产生负担。

除此之外,为保证营养均衡,孕妈妈应改掉偏食、挑食、爱吃零食等饮食习惯。

孕期每日饮食类别及摄取量推荐

食物类别	每日建议摄取量/克	食物类别	每日建议摄取量/克
谷薯类	250~400	豆类及坚果	30~50
蔬菜类	300~500	蛋类	25~50
水果类	200~400	奶类及其制品	300
畜禽肉类	50~75	油	25~30
鱼虾类	50~100	盐	5

注意事项 一日三餐的分配比例:早餐的热量占全天总热量的30%,午餐的热量占全天总热量的40%,晚餐的热量占全天总热量的30%。

2 必需的营养素

营养素是支持宝宝健康发育的原料和催化剂。孕期营养素的补充应该全面、合理，然而孕期各个不同阶段宝宝的发育特点以及妈妈的自身情况不同，各个阶段营养素的补充侧重点也有所不同。

孕早期的关键营养素

叶酸

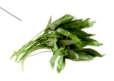

胎宝宝神经管发育的关键时期在怀孕的第17～30天。此时若叶酸摄入不足，容易引起胎宝宝神经系统发育异常。此时每日所需的叶酸量为600～800微克，最高不能超过1000微克。

蛋白质

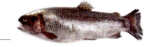

锌

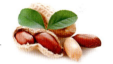

对孕妈妈来说，这一时期的蛋白质不仅要充足而且要优质，每天摄取的量应保证在60～80克，以保证受精卵的发育。

锌缺乏会造成胎宝宝发育迟缓、免疫力差、神经系统发育障碍等后果。在整个孕期，孕妈妈体内的锌含量应保持在1.7克左右，每天推荐的摄入量为20毫克左右。

碘

孕3月，胎宝宝的大脑神经细胞开始增殖。如果缺碘，有可能使胎儿患上呆小症。孕前或者怀孕头3个月是补碘的关键期。孕妈妈应保证每日碘的摄取量大约在175微克左右。

膳食纤维

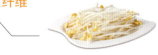

维生素E

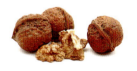

怀孕后，由于胃酸减少，肠胃蠕动缓慢，很多孕妈妈会受到便秘的困扰。膳食纤维可刺激消化液分泌，促进肠道蠕动，是改善便秘的得力助手。

维生素E，又名生育酚，具有安胎、保胎、预防习惯性流产的作用，还有利于宝宝肺部的发育。孕妈妈每日维生素E的摄取量以14毫克为宜。

孕中期的关键营养素

钙

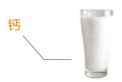

胎宝宝的骨骼、牙齿、五官和四肢在孕 4 月时开始发育。孕妈妈每日应摄取 1200 毫克的钙，以保证宝宝恒牙胚和骨骼的发育。

维生素 D

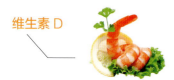

维生素 D 可以促进钙、磷的吸收以及在骨骼中的沉积，促进胎宝宝骨骼和牙齿的发育。

维生素 A

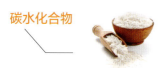

孕中期宝宝的视力、听力等都在发育中，孕妈妈体内维生素 A 供给充足可以促进胎宝宝视力、听力的发育。

碳水化合物

胎宝宝在孕中期会消耗掉孕妈妈更多的热量来长身体，维持碳水化合物的供应十分重要。

DHA

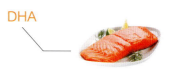

从孕 18 周开始到产后 3 个月，是胎宝宝大脑中枢神经元分裂和成熟最快的时期。DHA 能促进胎宝宝脑神经细胞的发育。

铁

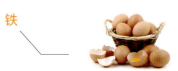

由于胎盘增长和孕妈妈自身血容量增加，孕妈妈很容易出现缺铁性贫血。适当补充铁元素，可以预防贫血现象的发生。

脂肪

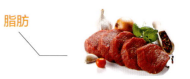

孕 5 月后，胎宝宝的大脑进入发育的关键期。脂肪是构成大脑组织的重要物质。

蛋白质

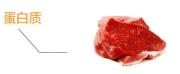

孕中期胎宝宝的身体器官迅速发育，对蛋白质的需求增多。孕中期摄入相较孕早期每日可增加 9 克优质蛋白质。

孕晚期的关键营养素

α-亚麻酸

在孕晚期，孕妈妈体内会生成两种和DHA相关的酶。在这两种酶的作用下，胎宝宝的肝脏可以利用母血中的α-亚麻酸来生成DHA，帮助完善宝宝大脑和视网膜。

碳水化合物

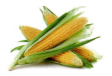

孕8月，胎儿开始在肝脏和皮下储存糖原及脂肪。此阶段，孕妈妈摄入的碳水化合物不足会造成胎儿蛋白质缺乏或酮症酸中毒。孕妈妈每日摄入的碳水化合物应控制在350～450克。

铁

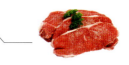

孕9月，胎宝宝的肝脏以每天5毫克的速度储存铁，直到储存到240毫克。若此时铁摄入不足会影响宝宝体内铁的储存，出生后易患缺铁性贫血。分娩会造成孕妈妈血液流失，提前补铁不容忽视。

钙

胎宝宝体内钙元素的储存一般是在孕期最后两个月进行的。如果钙元素摄取不足，无法满足宝宝的需要，出生后易患软骨病。

维生素 B_{12}

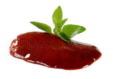

孕晚期，胎宝宝的神经开始发育保护神经的髓鞘，并将持续到出生以后。髓鞘的发育有赖于维生素 B_{12} 的吸收。

锌

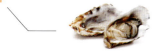

胎宝宝对锌的需求量在孕晚期最高。孕妈妈体内储存的锌，大部分在胎宝宝的成熟期间就已被利用完。孕晚期应每日保持补充16.5克锌。

维生素 B_1

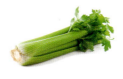

孕晚期，孕妈妈如果体内维生素 B_1 不足，会出现呕吐，倦怠等反应，甚至会使孕妈妈分娩时因乏力而影响子宫收缩，延长产程。在孕晚期，孕妈妈应重点补充维生素 B_1，每日摄取量为1.8毫克。

3 养胎不养肉的饮食习惯

传统观念总认为孕妈妈越能吃，宝宝长得越好，孕妈妈体重增长多，宝宝个头大也会健康。事实上，孕妈妈在孕期增长的体重并不等于胎宝宝的体重，孕期体重增长过多不仅不利于孕妈妈自身的健康，容易引起孕期不适，还可能损害宝宝的健康。孕期合理控制体重，从改变饮食习惯开始。

控制饮食

在孕期的不同阶段，孕妈妈的生理特征和营养需求不同，孕妈妈的饮食控制重点也不同。

孕早期，由于孕吐反应，孕妈妈不用过分控制体重，只要能吃下去就可以，但也不要吃得过多，尤其是高热量的食物。

孕中期，由于胎宝宝的发育，妈妈的饮食一定要讲究营养均衡，不要多吃，且应不偏食、不挑食。

约60%的多余体重都是在孕晚期增长的，孕妈妈在孕晚期饮食上要注意讲究"少而精"，尤其不要在晚上吃得太多。

合理进补

孕妈妈必须在保证胎儿的健康与营养需求的基础上来控制体重，孕期营养补充不可少，但要注意进补方法。在保持饮食均衡的基础上，孕妈妈应根据不同孕程的营养需求，重点补充部分营养素。

孕早期，孕妈妈应重点补充蛋白质、叶酸、钙、碘；孕中期，孕妈妈可以适当增加热量、蛋白质、钙、铁和膳食纤维的摄入量；进入孕晚期，饮食中的碳水化合物、蛋白质和维生素的比例需增加，以满足孕妈妈和胎儿的成长需求。孕妈妈进行营养补充时需注意，营养素补充不可过量，以免适得其反。

4 为分娩助力的食物

分娩，需要大量体力支撑，如果没有足够的体力，子宫收缩无力，会增加生产的难度。因此，孕妈妈可以在孕晚期，直至临产前吃一些有助于增加产力的食物，让顺产更轻松。

孕晚期，孕妈妈可多吃富含碳水化合物、蛋白质和维生素的食物，饮食宜清淡易消化，并坚持少食多餐。不过，为了防止宫缩痛合并腹胀，孕妈妈在临产期不宜吃难以消化的油炸或油腻食物。

食物名称	功效
牛奶	牛奶能为孕妈妈补充能量和水分
香蕉	香蕉热量高，还富含钾和镁，能够消除疲劳、缓解紧张情绪
板栗	板栗具有保胎、安胎的作用，同时还有利于骨盆的发育成熟，消除疲劳，为分娩助力
鸡肉	鸡肉富含优质蛋白，且容易被人体消化吸收，有利于增强孕妈妈体力，强壮身体
黄豆芽	黄豆芽富含维生素C、膳食纤维，维生素C能增加血管壁的弹性和韧性，防止生产时出血；膳食纤维可预防孕妈妈便秘
蜂蜜水	孕妈妈在临产前一个月起每天喝一杯蜂蜜水，不但可以帮助孕妈妈缩短产程、减少痛苦、润滑产道，还可以增强孕妈妈的体力
巧克力	巧克力含有大量碳水化合物，能在短时间内被人体消化吸收和利用，并产生大量的能量，为孕妈妈分娩补充体力

酸甜胭脂藕

视频同步学 扫扫二维码

孕期食谱推荐 孕早期

营养功效 莲藕富含钙、磷、铁、维生素C以及氧化酶等成分，经常食用，能健脾开胃、益血补心，还能消食、止渴、生津，尤其适合孕吐期间的孕妈妈食用。

| 莲藕 | 300克 |
| 紫甘蓝 | 100克 |

白醋	20毫升
盐	2克
白糖、水淀粉、食用油	各适量

做法

1. 把去皮洗净的莲藕切成薄片。
2. 将紫甘蓝剁成菜末，装在碗中，撒上盐，抓匀入味，再倒上10毫升的白醋，注入适量清水，拌匀，浸泡10分钟，再滤出紫甘蓝的汁水，制成菜汁，备用。
3. 锅中倒入适量清水，大火烧开，倒入约10毫升的白醋，再放入藕片，煮约2分钟至藕片熟透，捞出，浸在凉开水中，待用。
4. 用油起锅，放入沥干水分的藕片，翻炒匀，倒入备好的甘蓝汁，加入适量的白糖，拌匀入味，转用慢火煮至沸，倒上少许水淀粉，用锅铲翻炒均匀。
5. 出锅，盛入盘中即成。

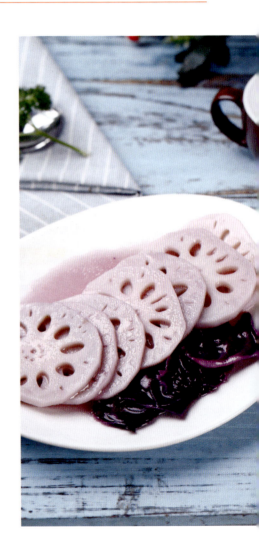

蒜蓉空心菜

营养功效　空心菜含有胡萝卜素、叶酸、蛋白质、钙、磷、铁等营养成分,不仅能为孕妈妈补充叶酸,还能促进肠道蠕动、通便排毒。

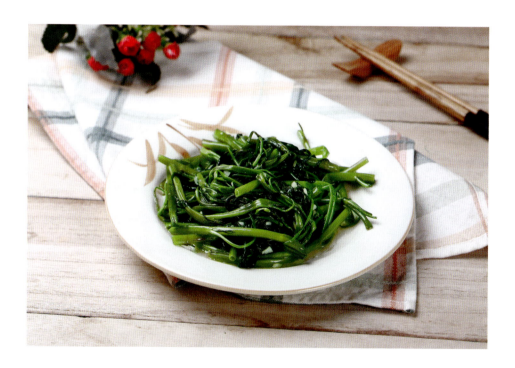

 原料

空心菜	300克
蒜末	少许

 调料

盐、鸡粉	各2克
食用油	少许

 做法

1　洗净的空心菜切成小段。
2　把切好的空心菜装入盘中,待用。
3　用油起锅,放入蒜末,爆香,倒入切好的空心菜,用大火翻炒一会儿,至其变软。
4　转中火,加入少许盐、鸡粉,快速翻炒片刻,至食材入味。
5　关火后盛出炒好的食材,装入盘中即成。

四宝鳕鱼丁

视频同步学
扫扫二维码

营养功效　鳕鱼营养丰富，含有蛋白质、脂肪、维生素A、维生素D、维生素E等营养成分，能为胎儿的发育提供充足的营养。

原料

鳕鱼肉	200克
胡萝卜	150克
豌豆	100克
玉米粒	90克
鲜香菇	50克
姜片、蒜末、葱段	各少许

调料

盐	3克
鸡粉	2克
料酒	5毫升
水淀粉、食用油	各适量

做法

1. 胡萝卜切丁，香菇切丁，鳕鱼肉切丁，装碗，放入盐、鸡粉、水淀粉、食用油，腌渍至入味。

2. 热水锅中，加入盐、鸡粉、食用油，倒入豌豆、胡萝卜、香菇、玉米粒，焯至断生；锅中注油烧热，倒入鳕鱼，炒至变色。

3. 用油起锅，放入姜片、蒜末、葱段，爆香，倒入焯过水的食材，炒至析出水分，放入鳕鱼，加盐、鸡粉，淋入料酒，炒熟，倒入水淀粉，炒匀，盛出装盘即成。

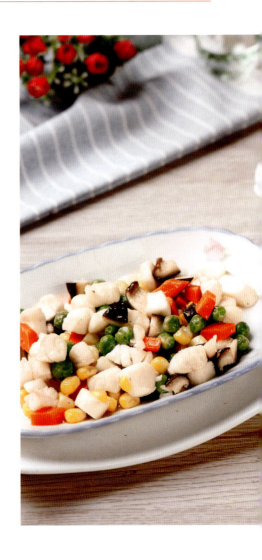

酸甜西红柿焖排骨

营养功效 排骨含有蛋白质、磷酸钙、骨胶原、骨黏蛋白、铁、磷等营养成分,具有滋阴润燥、益精补血等功效,其酸甜的口感有增进孕早期孕妈妈食欲的作用。

原料

排骨段	350克
西红柿	120克
蒜末、葱花	各少许

调料

生抽	4毫升
盐、鸡粉	各2克
料酒、番茄酱	各少许
红糖、水淀粉、食用油	各适量

做法

1. 锅中注水烧开,放入西红柿,煮至表皮裂开,剥皮切块。
2. 另起锅,注水烧开,倒入排骨段,煮约1分30秒,余去血水,撇去浮沫,捞出沥干。
3. 用油起锅,倒入蒜末,爆香,放入排骨段,炒干水汽,淋入料酒、生抽,注入清水,加入盐、鸡粉、红糖,炒匀,再加入西红柿、番茄酱,炒香,盖上盖,用小火煮约4分钟至熟。
4. 揭盖,转大火收汁,倒入适量水淀粉,拌炒约半分钟,盛出食材,装入盘中,撒上葱花即可。

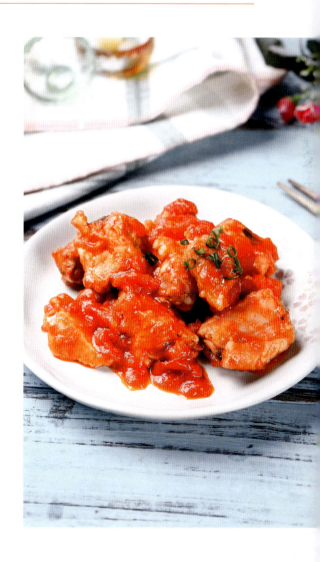

香菇肉糜饭

营养功效 牛肉的营养价值很高，富含蛋白质、脂肪、维生素和磷、钙、铁等成分，能增强免疫力，适合孕中期的孕妈妈食用。

原料

米饭	120 克
牛肉	100 克
鲜香菇	30 克
即食紫菜	少许
高汤	250 毫升

调料

盐	少许
生抽	2 毫升
食用油	适量

做法

1. 把洗净的香菇切片，改切成粒。
2. 洗净的牛肉切片，再剁成碎末。
3. 用油起锅，倒入牛肉末，炒松散，至其变色，倒入香菇丁，翻炒匀，再注入高汤，搅拌几下，使食材散开，调入生抽、盐，用中火煮片刻至盐分溶化。
4. 倒入备好的米饭，搅散，拌匀，再转大火煮片刻。
5. 关火后将煮好的牛肉饭装在碗中，撒上即食紫菜即成。

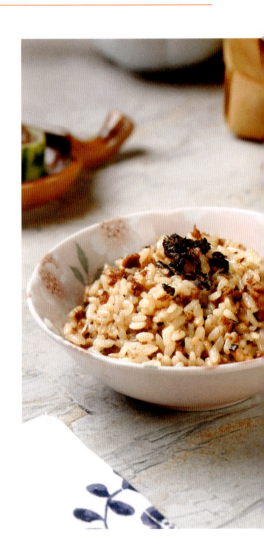

花菜炒蛋

营养功效 鸡蛋含有多种维生素、氨基酸、铁,适合人体吸收,与含维生素丰富的花菜同食,能促进孕妈妈对铁的吸收,预防缺铁性贫血。

原料

鸡蛋	2个
花菜	300克
葱花、蒜末	各少许

调料

盐	4克
鸡粉、料酒、水淀粉、食用油	各适量

做法

1. 洗净的花菜切成小朵。
2. 鸡蛋打入碗中,加少许盐,用筷子搅散,调匀。
3. 锅中注水煮沸,加入少许盐、食用油,放入花菜,煮约1分钟至断生,捞出,沥干水分。
4. 用油起锅,倒入蛋液,轻轻搅动至其成形,将鸡蛋盛入碗中。
5. 锅中倒入适量食用油烧热,下入少许蒜末,用大火爆香,倒入花菜,炒匀,淋入料酒,拌炒香,加少许盐、鸡粉,炒匀,注入少许清水,倒入炒好的鸡蛋,炒匀,撒入少许葱花,淋入适量水淀粉,快速炒匀。
6. 将锅中材料盛入盘中即可。

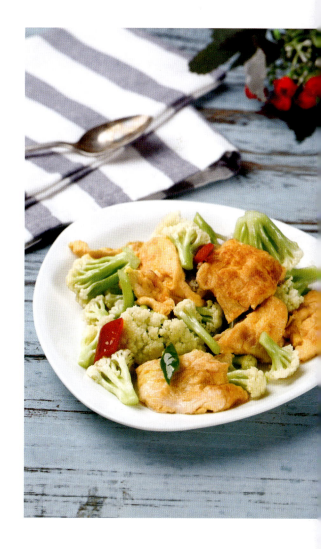

黄瓜酿肉

扫扫二维码 视频同步学

营养功效 猪肉含有蛋白质、维生素B₁、钙、磷、铁等营养成分，搭配含有维生素E的黄瓜同食，能促进胎宝宝的生长发育。

原料

猪肉末	150克
黄瓜	200克
葱花	少许

调料

鸡粉	2克
盐	少许
生抽	3毫升
生粉	3克
水淀粉、食用油	各适量

做法

1. 洗净的黄瓜去皮，切段。
2. 将切好的黄瓜段做成黄瓜盅，装入盘中，待用。
3. 肉末中加适量鸡粉、盐、生抽、水淀粉，腌渍片刻。
4. 锅中注水烧开，加入适量食用油，放入黄瓜段，拌匀，煮至断生后捞出，装盘待用。
5. 在黄瓜盅内抹上少许生粉，放入猪肉末，备用。
6. 蒸锅注水烧开，放入食材，加盖，蒸5分钟至熟。
7. 揭开盖，取出蒸好的食材，撒上葱花即可。

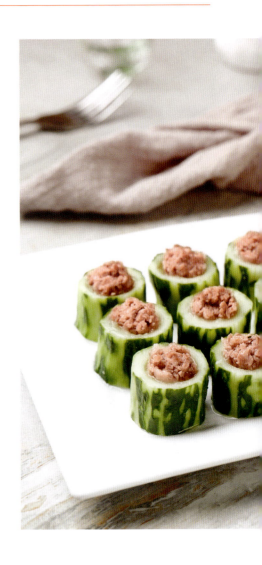

鸭血鲫鱼汤

扫扫二维码 视频同步学

营养功效 鲫鱼含有蛋白质、维生素A、B族维生素、钙、磷、铁等营养成分,孕妈妈食用,可帮助胎宝宝增强免疫力、促进宝宝智力发育。

原料

鲫鱼	400克
鸭血	150克
姜末、葱花	各少许

调料

盐、鸡粉	各2克
水淀粉	4毫升
食用油	适量

做法

1. 处理干净的鲫鱼剖开,切去鱼头,去除鱼骨,片下鱼肉,装入碗中,备用。
2. 把鸭血切成片。
3. 在鱼肉中加入适量盐、鸡粉,拌匀,淋入适量水淀粉,搅拌匀,腌渍片刻,备用。
4. 锅中注入适量清水烧开,加入少许盐,倒入姜末,放入鸭血,拌匀,加入适量食用油,搅拌匀,放入腌好的鱼肉,煮至熟透,撇去浮沫。
5. 关火后把煮好的汤料盛出,装入碗中,撒上葱花即可。

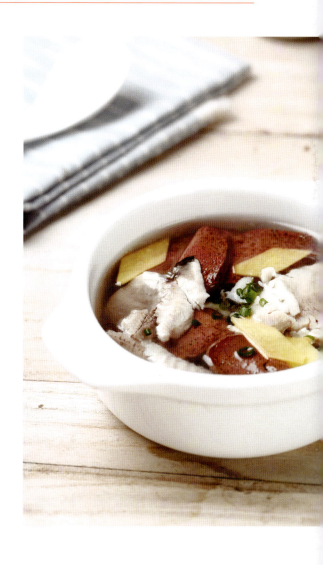

猪肝瘦肉粥

视频同步学
扫扫二维码

营养功效　猪肝富含锌和铁,且孕妈妈食用后吸收率高,不仅能为生产储存造血原料,搭配猪肉同食,还能增强机体免疫力。

原料

水发大米	160 克
猪肝	90 克
瘦肉	75 克
生菜叶	30 克
姜丝、葱花	各少许

调料

盐	2 克
料酒	4 毫升
水淀粉、食用油	各适量

做法

1. 瘦肉、生菜切成细丝。
2. 处理好的猪肝切片,装入碗中,加入少许盐、料酒,再倒入水淀粉,拌匀,淋入适量食用油,腌渍 10 分钟,至其入味,备用。
3. 砂锅中注水烧热,放入大米,搅匀,加盖,用中火煮约 20 分钟至大米变软;揭盖,倒入瘦肉丝,搅匀,加盖,用小火续煮 20 分钟至熟;揭盖,倒入猪肝,搅拌片刻,放入姜丝、生菜丝,加入少许盐,搅匀调味。
4. 煮好的粥盛入碗中,撒上葱花。

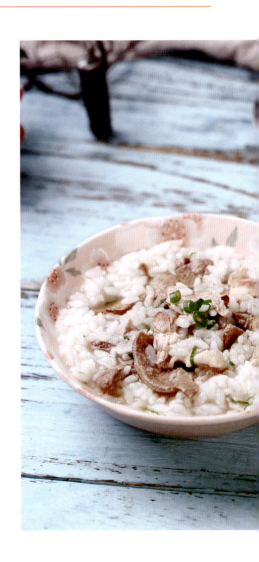

多彩豆腐

扫扫二维码 视频同步学

营养功效 豆腐营养极高,含维生素 B_1、维生素 B_6、烟酸、叶酸以及铁、镁、钾、铜、钙、锌、磷等矿物质,孕妈妈晚期食用能为生产储备能量。

原料

豆腐	300克
莴笋	120克
胡萝卜	100克
玉米粒	80克
鲜香菇	50克
蒜末、葱花	各少许

调料

盐	3克
鸡粉	少许
蚝油	6克
生抽	7毫升
水淀粉、食用油	各适量

做法

1. 将莴笋、胡萝卜、香菇分别切丁,豆腐切长方块;开水锅中,加入盐、胡萝卜、莴笋、玉米粒、香菇,拌匀,焯至五六成熟。
2. 煎锅注油烧热,放入豆腐,撒盐,煎出香味,翻转,煎熟,装盘。
3. 用油起锅,撒上蒜末,倒入焯过水的材料,注水煮沸,放入生抽、盐、鸡粉、蚝油、水淀粉,制成酱料,再盛入装有豆腐块的盘子中,撒上葱花即成。

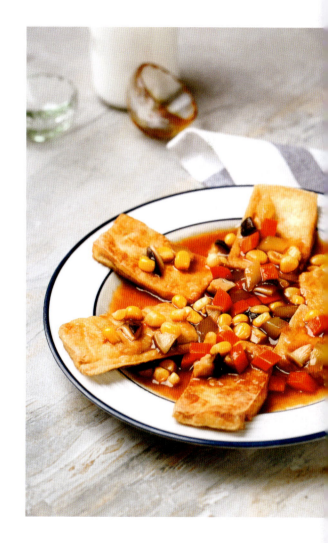

西芹牛肉卷

视频同步学
扫扫二维码

营养功效　西芹的维生素P含量较多，有维护毛细血管通透性、降低血压的作用，搭配含锌量丰富的牛肉食用，不仅能预防孕妈妈高血压，还能促进胎宝宝的智力发育。

原料

牛肉	300克
胡萝卜	70克
西芹	60克

调料

盐	4克
鸡粉	2克
生抽	4毫升
水淀粉	适量

做法

1. 将西芹、去皮的胡萝卜切成粗丝；将牛肉切片，装入碗中，加入生抽、盐、水淀粉，拌匀，腌渍约10分钟至牛肉入味。
2. 锅中注水烧开，加入盐、鸡粉，倒入胡萝卜丝，搅匀，煮约半分钟，再倒入西芹，搅匀，煮至食材断生后捞出，沥干水分。
3. 将牛肉片摊平，摆上焯熟的食材，卷起、包紧，制成肉卷生坯，放入蒸盘，静置片刻。
4. 蒸锅上火烧开，放入蒸盘，大火蒸约5分钟至肉卷熟透。
5. 揭开盖，取出肉卷，摆好盘。

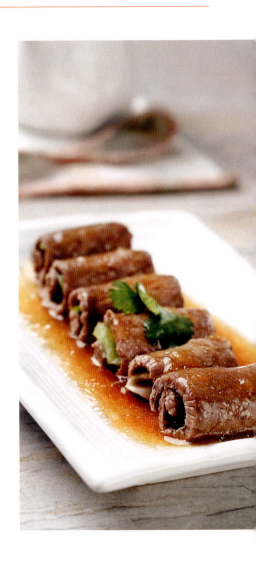

菌菇鸽子汤

视频同步学 扫扫二维码

营养功效 鸽子肉含有蛋白质、维生素 A、维生素 E 及有造血作用的微量元素，有调补气血的作用，适合即将临产的孕妈妈食用。

原料

鸽子肉	400 克
蟹味菇	80 克
香菇	75 克
姜片、葱段	各少许

调料

盐、鸡粉	各 2 克
料酒	8 毫升

做法

1. 将洗净的鸽子肉斩成小块。
2. 锅中注水烧开，倒入鸽肉块，淋入少许料酒提味，拌匀，煮约半分钟，氽去血渍后捞出。
3. 砂锅中注水烧开，倒入氽过水的鸽肉，撒上姜片，淋入少许料酒，盖上盖，烧开后炖煮约 20 分钟，至肉质变软。
4. 揭盖，倒入洗净的蟹味菇、香菇，搅拌匀，盖好盖，用小火续煮约 15 分钟，至食材熟透。
5. 揭盖，加入少许鸡粉、盐，拌匀，续煮一会儿，至汤汁入味。
6. 关火后盛出煮好的鸽子汤，装入汤碗中，撒上葱段即成。

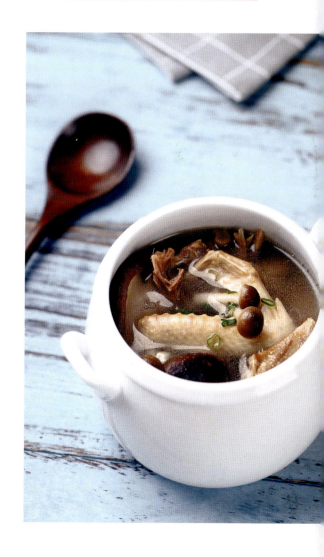

七、不容马虎的二胎胎教

胎教的重要性不言而喻。对于孕妈妈来说,更关心的是如何给宝宝进行有效的胎教。不论是选择何种胎教形式,孕妈妈都不可小视。

1 孕1月:开启胎教日记

从得知怀孕的第一天起,孕妈妈就可以用日记的形式记录宝宝孕期的成长及自己的心路历程。写日记的过程也是与宝宝的对话,也可称之为胎教。

在日记中,孕妈妈可以尽情表达自己对宝宝的期盼与喜爱,实现内心与宝宝的真实对话。在日记中,除了用文字记录点滴,还可以将宝宝的B超图片、自己孕期变化的照片等一并粘贴在日记中,让日记的内容与形式更丰富。待某一天宝宝长大了,可以和宝宝一起分享两个人的成长故事。

一本胎教日记涵盖的内容可以有很多,包括怀孕过程中胎宝宝和自身的变化、第一次B超、第一次胎动、第一次听到宝宝心跳等。此外,日记中也可记录父母在胎教过程中所用到的一些胎教工具,如故事、音乐等,亦可记录爸爸妈妈、哥哥姐姐在等待宝宝出生时的期待。

2 孕2月:做心情愉悦的孕妈妈

孕妈妈的情绪,不仅会影响自身的身心健康,也会对胎宝宝的发育产生重要的影响。进入孕2月,很多孕妈妈会出现孕期反应,难免会有紧张、焦虑的情绪,孕妈妈应正视这些不适,并积极调养,同时树立"宁静养胎即教胎"的观点,心胸宽广、积极乐观地应对影响情绪的问题。

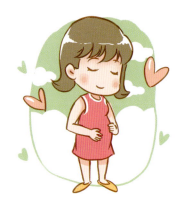

孕妈妈每天起床后，可对着镜子微笑，开启整天的好心情；与丈夫进行有效的沟通，保证夫妻关系和谐；面对大宝的调皮，切不可动怒，应细心引导大宝的行为，让大宝体谅妈妈。如果出现不良情绪，孕妈妈可多和爸爸沟通，或想开心的事情，解除心中的烦闷或不安。

3 孕3月：让二宝感受爱的抚触

胎儿最先拥有的感觉是触觉，孕3月，二胎妈妈可以通过抚摸胎教与宝宝交流，同时锻炼宝宝皮肤的触觉，促进胎宝宝的智力发育和运动神经的发育。

孕妈妈在腹部完全放松的情况下，用手从上至下、从左至右，来回抚摸。抚摸时，心里可想象你双手真的爱抚在可爱的小宝宝身上。二胎妈妈也可以鼓励大宝来给二宝做抚摸胎教。

抚摸胎教需定时进行，开始时每周3次，以后逐渐增多，每次5~10分钟。抚触的动作应轻柔、舒缓。抚触时，如果胎儿反应强烈，应立即停止。

4 孕4月：与胎宝宝对话

孕4月的胎宝宝已经产生最初的意识，不仅母亲胸腔的振动可以传递给胎儿，而且母亲的说话声也可以被胎儿听到。不过，此时的胎宝宝还没有记忆声音的能力，只能判断声音的规律以及高低起伏，因此，二胎妈妈要特别注意自己说话的音调、语气和用词，以便给胎宝宝一个良好的刺激印记。如果坚持与胎宝宝对话，不但胎宝宝会认识你的声音，还能成为培养他语言能力的捷径。

这阶段的对话，内容不宜太复杂，最好在一段时间内反复重复一两句话，以便使胎儿大脑皮质产生深刻的记忆。例如，孕妈妈早晨起床前轻抚腹部，温柔地对宝宝说"早上好，宝宝"。在洗脸、刷牙、梳头、换衣服时，都可以不厌其烦地向胎儿解说自己的动作或为什么要这么做。散步时，可以把眼前的景色生动地讲解给胎儿，"宝宝，你看这是绿色的树叶，那边还有漂亮的花儿，多美啊！"淋浴时随着冲洗的动作轻柔地介绍："听，这是流水声，妈妈洗澡啦。"睡觉前，可以温柔地告诉胎宝宝"宝贝，咱们要睡觉啦"。对话的内容最好每次都以相同的词句开头和结尾，这样循环往复，不断强化，效果比较好。

在对话的过程中，可以邀请爸爸和大宝一起参与，例如，每天起床前，可以跟大宝说"早上好"，并鼓励大宝对胎宝宝说"早上好"。另外，还可以鼓励大宝或爸爸通过阅读小故事、诗歌的方式与胎宝宝对话。

总之，对话可随时进行，但每次时间不宜过长，一般以3~5分钟为宜。对话内容可灵活掌握。

5 孕5月："踢肚"游戏玩起来

一般在怀孕5个月左右，宝宝的胎动就会逐渐明显并且趋于频繁，能感受到宝宝的胎动对于孕妈妈来说都是幸福的。当宝宝在妈妈体内踢肚时，父母或家人把握住时机和宝宝一起玩玩游戏，透过游戏时的互动，可以刺激宝宝脑部的成长，这也不失为一种寓教于乐的胎教方式。

当宝宝开始踢妈妈肚子时，孕妈妈轻轻地拍打被踢部位，让宝宝感知到来自外界的关注，拍打几下后停下来，等待宝宝再次踢肚。通常1~2分钟后宝宝会再次踢肚，这时妈妈可以再次轻轻拍打几下，然后停下来，等待宝宝再次行动。等宝宝再次活动时，孕妈妈也可在宝宝所踢部位的不远处，改变方向拍打，诱导宝宝活跃起来。父母们也可以采用有节奏的拍打方式，比如，拍打肚子两下，宝宝可能会回踢两下，拍打三下，宝宝也可能会回踢三下。这种游戏可以每天进行2次，每次可玩几分钟。在晚上宝宝活跃时进行效果最佳，每次可持续5分钟左右。

为了增加"踢肚"游戏的趣味性，爸爸和大宝也可以参与进来。爸爸和大宝可以分别将手放在不同的位置，轻轻按压，让腹中的宝宝猜猜哪只手是爸爸的，哪只手是哥哥或姐姐的。同时，宝宝踢肚子时，爸爸和大宝也可以把耳朵贴在妈妈的肚子上，听听宝宝调皮的踢脚声，并且别忘了夸赞宝宝"宝宝本领真大"。

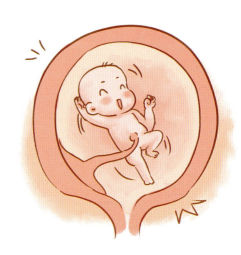

6 孕6月：运动胎教正当时

运动胎教是指孕妈妈适时、适当地进行体育锻炼和帮助胎儿活动，以促进胎儿大脑及肌肉的健康发育。孕6月，孕妈妈和胎宝宝的生理状况较为稳定，比较适合运动。这一阶段适合做的运动有户外散步、游泳以及孕妇瑜伽。

户外散步，是相对刺激较小，也更安全的运动，孕妈妈可以在日常进行。孕妇瑜伽是一项不错的运动，但最好在专业教练的指导下进行练习。

另外，运动胎教要综合考虑孕妈妈和胎宝宝的身体情况。每次运动胎教的时间控制在5～10分钟为宜。

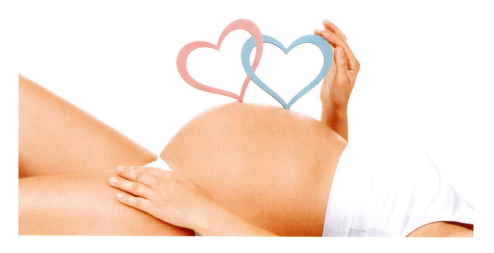

注意事项 如果能配合音乐胎教和对话胎教等方法进行，运动胎教效果更佳。

7 孕7月：一起来做光照游戏

光照胎教是指通过光源对胎宝宝进行刺激，以促进胎宝宝视觉发育的胎教法。因为孕7月是胎宝宝视网膜具备感光功能的时期，对光线的刺激比较敏感，光照胎教可以起到训练宝宝视觉功能和刺激宝宝运动能力的效果。

孕妈妈可每天定时用手电筒微光紧贴腹壁反复关闭、开启手电筒，一闪一灭照射宝宝的头部位置，每次持续5分钟。手电筒的光亮度比较合适，不要用强光照射，而且时间也不宜过长。

注意事项 进行光照胎教时，光照强度、光照时间、光照频率以及光源选择都应谨慎选择。

8 孕8月：开启神奇的阅读胎教

孕8月时，胎宝宝能捕捉到外界的信息，已经具备了较为出色的记忆能力，给宝宝念故事能让宝宝记住和爸爸妈妈一起听故事的这些温情时刻。而且，爸爸妈妈和大宝经常念故事给宝宝听，可以刺激宝宝的神经系统，使其对语言更加敏锐。

爸爸妈妈可以每天定一个"故事时间"，选一则有趣、能让人身心愉悦的儿童故事，将作品中的人、事、

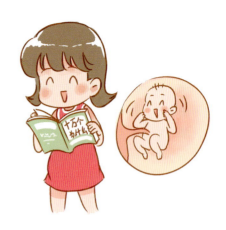

物，详细清楚地描述出来，如描述一下故事主人公的发型、衣服的颜色、故事背景图片中房子的样子等等，让胎儿融入故事描绘的世界中。值得注意的是阅读内容要避免过于暴力的主题和太过激情、悲伤的内容。为此，准爸爸和孕妈妈可以看一些轻松、幽默、使人向上的作品，如《小木偶奇遇记》《三毛流浪记》《安徒生童话》《格林童话》等，亦可读一些充满童趣的儿童文学作品，如《克雷诺夫寓言》《伊索寓言》等。

注意事项 以儿童的口吻讲故事，可以增加故事的生动性和趣味性，因此，阅读时可以让大宝也参与进来。

9 孕9月：重视与胎宝宝的互动

在此时，胎宝宝的记忆力和思维力已经基本形成，父母、大宝和胎宝宝进行互动，能刺激胎宝宝大脑的皮层细胞，促进细胞生长，对胎宝宝智力的早期开发也有一定的帮助。此外，准爸爸孕妈妈也能借助与宝宝亲密的交流，加深和宝宝之间的感情。因此，建议孕妈妈和准爸爸们一定要重视与胎宝宝的互动，把它当作是孕期胎教、保健的一种形式。在此期间，孕妈妈和准爸爸们可以尝试不同的胎教方法，也可以多项胎教相结合，如触摸胎教和音乐胎教一起，语言胎教和故事胎教一起等。

孕10月：别让情绪大起大落

孕妈妈和胎儿心心相通，孕妈妈的情绪直接向胎儿传达着信息。尽管有过生产的经历，但面对未知的可能出现的问题，二胎妈妈也难免会紧张或焦虑。研究表明，临产孕妈妈过度不安，肾上腺素分泌增加，可能发生滞产或产后大出血、难产率增高。因此，孕妈妈应注意自己的情绪调节，以平和心态度过临产期。

孕妈妈应胸怀宽广、乐观舒畅，多想象孩子出生后的幸福画面，避免烦恼、惊恐和忧虑。除此之外，孕妈妈还可以把生活环境布置得整洁美观，精心打扮自己，多与过来人进行交流，消除产前的紧张情绪。

准爸爸，作为家庭的重要一员，在胎教中的作用也不可忽视。准爸爸应倍加关爱妻子，主动承担起照顾大宝的任务，让妻子体会到家庭的温暖。同时，准爸爸应积极支持孕妈妈为胎教而做的种种努力，主动参与胎教过程，陪同妻子一起和胎儿"玩耍"，给胎宝宝讲故事，让胎宝宝熟悉父亲低沉而有力的声音，从而产生信赖感。

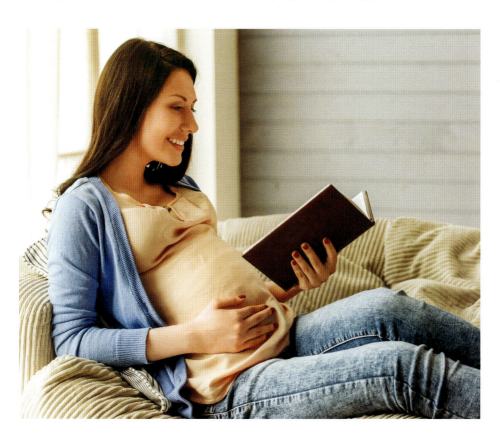

八、二胎妈妈的分娩历程

临近分娩,作为二胎妈妈是否比之前有了更多经验,少了些许慌乱?不管你是哪种状态,第二次分娩与第一次不尽相同,尽管有经验,孕妈妈也切不可大意。

1 二胎临产征兆

预产期并不是一个非常准确的日子,提前几天或推后几天,都是常有的事情。但是,临近预产期的前几天,孕妈妈们要多注意分娩的征兆,以便及时就医,预防危险的发生。二胎分娩前的征兆包括子宫底下降、见红、破水等。

子宫底下降

如果二胎妈妈在二胎预产期快到时感觉胃部轻松,胃口大开,食量增加,这很有可能是由于子宫底下降导致的。子宫底下降也意味着胎儿的头已经慢慢进入盆骨,对多数二胎妈妈来说,胎儿入盆后即会分娩。

与此同时,二胎妈妈的子宫底下降后,胎儿胎动会相应减少,下腹部会出现坠胀感,还会伴有腰酸腿痛、阴道分泌物增加的症状。

便意感强烈

随着子宫底下降,子宫压迫二胎妈妈膀胱、直肠的情况会更明显,很多二胎妈妈易频繁产生尿意、便意,出现尿频、大便次数增多,便后便意不尽等诸多情况。

对于二胎妈妈来说,便意感增加是很重要的征兆,因为经产妇的子宫颈更容易扩张,所以当明显阵痛时,子宫颈扩张的速度迅速,此时应深呼吸哈气,不要用力,尽快就医。

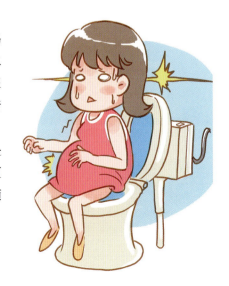

宫缩引起腰痛、腹痛

从孕8月开始，孕妈妈在站立、坐着、行走时都会感到腹部一阵一阵发紧、变硬，可表现为腰痛或腹痛——这是子宫收缩的表现。宫缩的间隔在十几分钟至两小时，多在夜间出现，临产前宫缩变成每隔2～3分钟1次，每次持续30～40秒。规律性的宫缩是临产最重要的标志。一般建议二胎孕妈妈在有规律的宫缩开始时就入院待产。

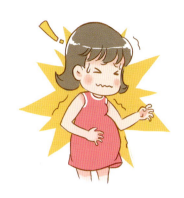

宫缩前就可能见红

分娩前24～48小时内，子宫颈口开始活动，使子宫颈口附近的胎膜与该处的子宫壁分离，毛细管破裂而经阴道排出少量血，并与宫颈管内的黏液相混而排出，这种阴道流出的血性黏液便是"见红"。见红一般是临产前的一个信号。

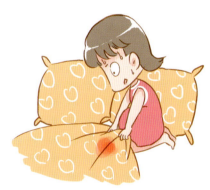

二胎孕妈妈如果见红的表现只是淡淡的血丝，没有很多出血量，则需要注意休息，避免剧烈运动，且不宜劳累过度。如果二胎孕妈妈见红的表现为大量出血，出血时伴有腹痛的情况，则应马上就医。

羊膜破裂后尽快入院

破水，即羊膜破裂，由于子宫收缩加强，子宫腔内压力增高，促使羊膜囊破裂，囊内清凉淡黄的羊水流出。羊水是无色、清澈、带有腥味的液体，会持续且不自主地自阴道流出；尿液则是清澈，淡褐色，有骚味的液体，要注意区分。

破水也是二胎分娩前的征兆，二胎妈妈破水代表宝宝很快就会出生。

如果孕妈妈发现破水应尽快就医，破水后应保持平躺姿势，不要站立或坐起。如果准备去医院，则在车上也应平躺，坐着或站立容易导致脐带脱出，会给胎儿及妈妈带来危险。

2 第二胎，可能生得更快

有过经历的人说，生二胎比头胎要容易，生二胎的时间比生头胎的时间也要快。事实是不是这样的呢？为什么说生二胎比头胎要容易呢？

顺产妈妈生产时间会缩短

初产妇的产程比较长，从不规则阵痛开始到临产一般需要12个小时以上，但经产妇从不规则阵痛到正式生产一般只要6小时左右，因此，生二胎通常比头胎要快。这是因为，经过初次分娩后，二胎孕妈妈的产道在再次分娩时，子宫口和会阴组织会更容易扩张，顺产的时间会比第一次短。如果孕妈妈在孕期有病理情况，或者是高龄孕妈妈，则另当别论。

另外，如果头胎采用了剖宫产，二胎采用顺产的话，那第二次生产实际上还只能算是第一次自然生产，也不一定会"更加顺利"，或者还是得剖宫生产。

不排除急产可能

分娩前的阵痛一般是由宫缩导致，从出现宫缩到完成分娩，只要少于3小时就称为"急产"。"急产"的出现，跟以下因素有关：两胎之间间隔时间较短，如只有一两年时间，此时妈妈的盆骨还未恢复，再次怀孕就比较容易张开；有早产史、急产史的产妇可能宫颈机能不全；曾有过引产、流产经历，导致宫颈损伤等。这些因素在二胎孕妈妈身上更容易出现，因此，二胎孕妈妈发生急产的可能也较高。

"急产"时，宫颈、阴道、外阴、会阴等软组织部分，来不及充分扩张，胎儿便迅速娩出，容易引起孕妈妈这些身体组织的严重裂伤，常发生产后出血。胎儿也可因过强、过频的宫缩而发生窘迫或窒息，甚至有颅内出血、感染等情况的发生。

因此，二胎孕妈妈要及早入院待产。

提前入院待产

二胎孕妈妈如果临近预产期，出现临产征兆应尽快入院检查待产。另外，如果过了预产期，还没有出现临产征兆，孕妈妈也要时刻留意身体变化，在产科医生的指导下提前入院待产。

3 不可避免剖宫产的情况

随着现代医学的普及，越来越多女性认识到顺产的好处，也愿意选择顺产。不过，在某些紧急情况下，剖宫产却比顺产安全性更高。因此，二胎妈妈选择剖宫产还是顺产，应该视情况而定。然而，如果二胎妈妈有下面这些情况的话，就一定要选择剖宫产了！

- **胎儿窘迫：** 胎儿因缺氧而陷于危险状态，也有可能胎死腹中，倘若每分钟心跳少于120次则情况更危急。

- **胎儿过大：** 胎儿体积过大无法经由骨盆生产。

- **胎位不正：** 正确的生产应是胎儿头顶先露出来，而不正确的胎位有臀先露产式、面先露产式、枕横位等。

- **胎儿未成熟：** 胎儿胎龄不满36周，体重低于2500克，可能不能承受自然分娩的压力。

- **胎儿体积比实际月份小：** 不健全的胎盘导致胎儿营养及氧气供应量不足结果导致胎儿虚弱，体积比实际月份小。

- **前置胎盘：** 前置胎盘又称低位胎盘，如果胎盘附着在子宫部位过低会导致出血以及阻挡胎儿出生通道。

- **胎盘早期剥离：** 分娩期，正常位置的胎盘在胎儿娩出前，部分或全部从子宫壁剥离。剥离面增加越大，对孕妈妈和胎儿的威胁就更大。

- **骨盆过小：** 部分身材过于矮小的孕妈妈因骨盆过小没有足够空间让胎儿经由骨盆腔生产。

- **轻度妊娠高血压综合征：** 患有高血压、蛋白尿、水肿综合征的孕妈妈，胎儿将无法从胎盘获得足够的营养与氧气，而母体自身也不能承受生产过程所带来的压力。

- **自然生产过程无法继续进展：** 因孕妈妈子宫收缩程度薄弱，子宫颈扩张不足，胎儿无法产出。

此外，如果孕妈妈患有卵巢囊肿、子宫肌瘤、肾脏病、心脏病等疾病，或有过剖宫产史都建议在产科医生指导下选择剖宫产，以降低生产风险。

4 配合产程的用力方式和呼吸方法

分娩的痛苦和很多因素有直接联系，其中用力是核心的因素。若孕妈妈在分娩时能正确用力，并配合合适的呼吸方法，既能减轻疼痛感，蓄存体力，还有助于缩短产程。孕妈妈在分娩时该如何巧用力？不同阶段又该如何正确呼吸？

不同产程，用对力气

分娩时孕妈妈该如何"恰到好处"的科学用力，为分娩"加分"呢？分娩过程分为三个阶段，每个阶段用力重点各有不同。

第一产程　均匀呼吸，不用力

第一产程也叫开口期，从子宫有规律地收缩开始，到子宫口开全。这个产程，孕妈妈应注意有意识地锻炼腹式深呼吸，不需要用力。

第二产程　用尽全力，屏气使劲

第二产程从宫颈口开全至胎儿娩出，此阶段临产孕妈妈应双腿屈曲分开，当宫缩开始时像解大便一样用力向下，时间越长越好，以增加腹压，促进胎儿娩出。宫缩间歇时，充分放松休息，等到下次宫缩时再用力。

胎头露出后，宫缩强烈时，产妇不要再向下用力，而应张口哈气，以解除过高的腹压。宫缩间歇时，产妇稍屏气向下用力，使胎头缓缓娩出。

第三产程　再次用尽全力

此产程也叫胎盘娩出期，胎儿娩出后，宫缩会有短暂停歇，大约相隔10分钟左右，又会出现宫缩以排出胎盘，这个过程大约需要5～15分钟，一般不会越过30分钟。此时，孕妈妈还可按照第二产程的屏气法用力，用尽全力，以加快胎盘的娩出，减少出血。

注意事项　分娩时，孕妈妈应按医生和护士的指示，交互进行用力及放松。子宫收缩时用力，一次约10秒，若持续阵痛，就要继续吸气、用力。收缩停止时，则放松全身的力量，稍微休息。用力时间和方式若正确，可减轻阵痛。因此，用力需配合阵痛。

拉梅兹呼吸法来帮忙

拉梅兹分娩呼吸法，也被称为心理预防式的分娩准备法，通过对神经肌肉控制、分娩时呼吸技巧训练的学习，可以有效让产妇在分娩时将注意力集中在对自己的呼吸控制上，从而转移疼痛，适度放松肌肉，并在分娩过程发生产痛时保持镇定，以达到加快产程并让婴儿顺利出生的目的。

▶ **宫口开至3指左右，采用胸部呼吸法。** 孕妈妈感觉到子宫每5～6分钟收缩一次时，由鼻子深深吸一口气，随着子宫收缩就开始吸气、吐气，反复进行，直到阵痛停止才恢复正常呼吸。

▶ **宫口开至3～7指，用嘻嘻轻浅呼吸法。** 孕妈妈全身放松，尽量让自己的眼睛注视着同一点，用嘴吸入一小口空气，保持轻浅呼吸，让吸入及吐出的气量相等，呼吸完全用嘴呼吸，保持呼吸高位在喉咙，就像发出"嘻嘻"的声音。当子宫收缩强烈时，需要加快呼吸，反之就减慢。

▶ **宫口开至7～10指，用喘息呼吸法。** 孕妈妈感觉到子宫每60～90秒钟就会收缩一次时，先长长地呼出一口气，再深吸一口气，接着快速做4～6次的短呼气，感觉就像在吹气球，比嘻嘻轻浅式呼吸还要更浅，可以根据子宫收缩的程度调节速度。

▶ **宫口全开时，用力推。** 当助产士看到宝宝头部时，孕妈妈下巴前缩，略抬头，用力使肺部的空气压向下腹部，完全放松骨盆肌肉，立即把肺部的空气呼出，同时马上吸满一口气，继续憋气和用力，直到宝宝娩出。当胎头已娩出产道时，孕妈妈可使用短促的呼吸来减缓疼痛。

▶ **宝宝头部娩出后，开始哈气。** 阵痛开始，孕妈妈先深吸一口气，接着短而有力地进行哈气，如浅吐1、2、3、4，接着大大地吐出所有的"气"，就像在吹一样很费劲的东西。但是此时孕妈妈不要用力，应该等待宝宝自己挤出来。

注意事项 子宫收缩初期：先规律地用4个"嘻"、1个"呼"的呼吸方式；子宫收缩渐渐达到高峰时：以大约1秒1个"呼"的呼吸方式；子宫收缩逐渐减弱时：恢复使用4个"嘻"、1个"呼"的呼吸方式；子宫收缩结束时：做一次胸部呼吸，由鼻子吸气，再由嘴巴吐气。

5 无痛分娩的普及

分娩的疼痛让很多即将分娩的孕妈妈有一种无以言说的恐惧，或是心理负担，为了减轻女性分娩时的痛，目前出现了无痛分娩。无痛分娩究竟是怎样回事？孕妈妈又该如何选择？我们一起来看看吧。

认识无痛分娩

无痛分娩，在医学上叫分娩镇痛，即使用各种方法使分娩时的疼痛减轻甚至消失。无痛分娩可以让孕妈妈们不再经历疼痛的折磨，减少分娩时的恐惧和产后的疲倦，让孕妈妈们在时间最长的第一产程得到休息，积攒体力。当宫口开全时，就有足够力量完成分娩。

> ▶ **无痛分娩包括非药物性镇痛和药物性镇痛两大类。**非药物性镇痛包括导乐、呼吸减痛法、水中分娩等，其优点是对产程和胎儿无影响，但镇痛效果较差。药物性镇痛包括笑气吸入法、肌注镇痛药物法、椎管内分娩镇痛法等。椎管内分娩镇痛是迄今为止所有分娩镇痛方法中镇痛效果较确切的方法。
>
> ▶ **无痛分娩并不是整个产程的无痛。**出于安全的考虑，目前国内多数医院的分娩镇痛是在宫口开到 2～7 指时进行椎管内阻滞。这个过程并不是完全无痛的，由于精神状态极度敏感，不少孕妈妈对于疼痛的敏感度也会增加。因此，准确地说，无痛分娩的应用是让难以忍受的子宫收缩阵痛变为可忍受。

注意事项 无痛分娩虽好，但并不适合所有孕妈妈。在采取无痛分娩前，孕妈妈需要接受产科和麻醉科医生的检查、评估，由医生决定产妇是否适合采取无痛分娩。有阴道分娩禁忌、孕妈妈凝血功能异常都不适合采用无痛分娩，有麻醉禁忌证的孕妈妈不可以采用药物性镇痛。另外，有妊娠并发心脏病、药物过敏、腰部有外伤史的孕妈妈则应向医生咨询，由医生来决定是否可以进行无痛分娩。

无痛分娩的方式

目前，应用较多的无痛分娩方式包括导乐分娩、水中分娩、笑气吸入法、静脉或肌肉注射镇痛剂、硬膜外麻醉，孕妈妈可以根据自己的实际情况和分娩医院的条件，与产科医生商议，选择适合自己的分娩方式。

6种无痛分娩方式的优缺点

类型	操作方法	优点	缺点
导乐分娩	由一位有分娩经验、良好沟通技巧的护士或助产士陪伴在产妇身边,讲解分娩的各个过程,从心理上给予产妇支持和安慰,暗示或鼓励其增强信心,使产妇消除紧张感,从而减轻产痛	无副作用,是自然的无痛分娩方式	镇痛效果相对较差,对产妇心理素质也有一定的要求
水中分娩	水中分娩是由国外引进的新型顺产方式,是指孕妈妈在水中分娩。孕妈妈在充满温水的分娩池中自然分娩,水的浮力帮助孕妈妈减少了生产痛苦	镇痛效果好,缩短产程;产伤少;有利于亲子关系和谐	操作不当可能引起意外,如新生儿呛水,从产妇身体里流出的血液和分泌物可能引起妈妈细菌感染
笑气吸入法	笑气就是一氧化二氮,是一种吸入性麻醉剂,无色、有甜味,是毒性最小的吸入性麻醉药,对呼吸道无刺激,对身体也没有损害。一般吸入30~45秒钟就可以发挥镇痛作用	镇痛效果较好,能缩短产程;显效快,作用消失也快,没有蓄积作用;对产妇和宝宝都没有副作用;有甜味、不刺激呼吸道;容易接受;使用方便,一学就会	镇痛效果没有硬膜外麻醉好,还需要忍受一些产痛,更适合有生产经验的妈妈
静脉或肌肉注射镇痛剂	杜冷丁、安定、哌鱼替啶等都属于这类药物,通过肌肉或静脉注射达到分娩镇痛的效果	有效缓解疼痛	会使产妇昏昏欲睡,同时药物也会不可避免地影响新生宝宝的健康
硬膜外麻醉	硬膜外麻醉是医生在分娩妈妈的腰部硬膜外腔放置药管,药管中麻醉药的浓度大约只有剖宫产的1/5,所以安全性很高。一般麻醉10分钟左右,疼痛就开始降低,是目前大多数医院普遍采用的镇痛方法	大大缓解分娩时的疼痛,孕妈妈可下地自由行走	会降低壁肌肉的收缩功能,一部分孕妈妈还会出现第二产程延长现象,因此在宫口将近全开的时候需要减少药量。有极少产妇会出现局部麻醉或脊髓麻醉的并发症

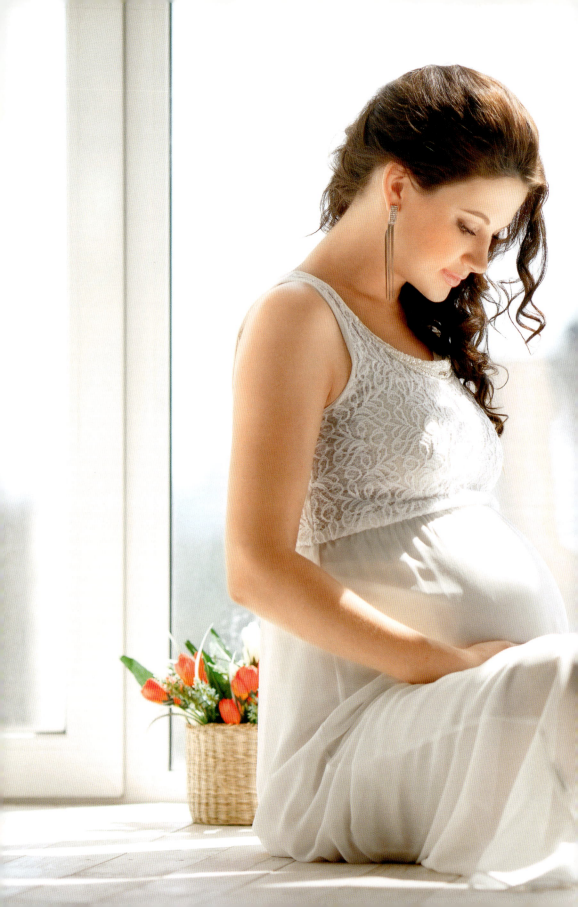

Part 4

月子攻略，不可错过的第二次重塑机会

在二次怀孕和分娩的过程中，孕妈妈的身心或多或少都会经历一场幸福的"灾难"，身材和体质要经受双重洗礼。而产后坐月子正是新妈妈重塑身材、调整体质的良好时机。为此，二胎妈妈们一定要抓住这次机会，有针对性地制订瘦身计划，重拾健康和美丽。

一、月子期的生活细节

产后42天，为产褥期，俗称"月子"。身为二胎妈妈的你，在这一时期需要无微不至的照顾来调养体质。月子期需要注意哪些生活细节？我们一起来看看。

1 二胎妈妈更需要精心护理

生完二胎宝宝，细心的二胎妈妈会发现，身体情况和生完大宝时并不完全相同。第一次坐月子积累的经验可以在此时继续发挥作用，但并不是简单地复制流程。相较于第一次坐月子，这次你需要更多的精心护理。具体怎么做，下面都有介绍。

合理休息

二胎妈妈在产褥期要合理安排作息时间，劳逸结合，以促进身体恢复。休息时，尽量采用侧卧位，有利于子宫复原。

通常顺产产妇在产后12小时可以下床适当活动，但不要长时间站立。剖宫产产妇在产后6小时即可去枕平卧，产后12小时改为半卧位，使身体和床呈20～30度角，拔除导尿管后可以在床上练习翻身、坐起，再开始下床慢慢活动。剖宫产产妇在下床活动前需用束缚带绑住腹部，以减轻活动时对伤口的牵扯。

产后及时排尿，促进恢复

产后，如果尿液在膀胱内潴留过久，尿液中的细菌会顺着短而宽的尿道侵入膀胱，使膀胱和尿道并发炎症。

正常情况下，顺产二胎妈妈在生产后2～4小时就会排尿，产后12～24小时排尿会大为增加。为了在正常的时间里排尿，二胎妈妈可以尝试每15～20分钟就收缩、放松一下骨盆，或者用手轻轻按小腹下方，或用温水袋敷小腹。如果超过4小时仍没有排尿，应咨询医生。

顺产二胎妈妈起床上厕所时，动作要慢，最好使用马桶，小便完后要注意伤口清洁，尤其是有侧切的妈妈。剖宫产二胎妈妈要常常更换产褥垫，清洗外阴，以避免细菌滋生感染。

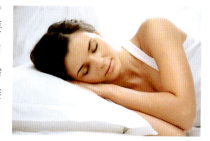

剖宫产后的护理

很多二胎妈妈因为各种方式而不得不选择用剖宫产的方式迎接宝宝的到来。相较于顺产妈妈，剖宫产妈妈在生活护理中需要注意的地方更多。科学护理才能让剖宫产妈妈更好地恢复，剖宫产妈妈的生活护理要注意哪些？

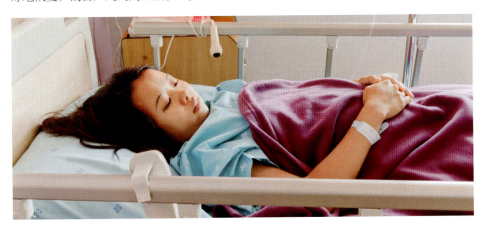

坚持补液：剖宫产后补液可以防止血液浓缩，血栓形成。所输液体有葡萄糖、抗生素，可以防止感染、发热，促进伤口愈合。

侧身吸奶，避免拉扯伤口：剖宫产后，二胎妈妈可能会因伤口疼痛而不想哺乳，而侧身哺乳就能减少身体活动对伤口的牵扯，减轻疼痛。

避免伤口沾水：剖宫产术后两周内，避免腹部沾水，如果伤口沾到水，要立即擦干水，并消毒，再盖上消毒纱布。全身清洁最好用擦浴，两周后可以淋浴，但恶露未排干净之前一定要禁止盆浴。

留意伤口感染：剖宫产术后出现体温高，伤口疼痛，要及时检查伤口，如果伤口红肿处按上去有波动感，说明感染，需要及时去医院拆线引流。

少用止痛药：必要时，可以谨遵医嘱使用止疼药物，但不要过度依赖，以免影响肠道功能的恢复。

关注体温，及时发现炎症：留心观察产后的体温变化，出现发烧时不要出院，如果没有发烧，保险起见，出院2周内每天下午最好也测一次体温，以便及时发现炎症并处理。

产后洗澡的注意事项

产后新妈妈如果洗澡得当能缓解疲劳、舒缓精神，而且还能保持身体洁净，预防感染。产后新妈妈洗澡时应注意以下事项：

◆ 如果产妇无伤口，夏天2～3天，冬天在5～7天即可淋浴。洗澡水温宜保持在37～40摄氏度，并要讲究"冬防寒、夏防暑、春秋防风"的说法，夏天浴室温度保持常温即可，天冷时浴室要温暖避风。

◆ 产妇宜采用淋浴，不宜盆浴，以免污水进入阴道而引起感染。每次洗澡时间不要过长，15分钟左右为宜。

◆ 浴后及时将身体和头发擦干，穿好衣服再走出浴室，最好将头发吹干后再出浴室，避免头部受风引起头痛。

◆ 如果会阴伤口大或撕裂严重，腹部有刀口须等伤口愈合后再淋浴，之前可以做擦浴。

月子里刷牙有讲究

产后3天内最好用指刷。将食指清洗干净，用干净的纱布包住也可以不包，挤适量的牙膏在手指上像牙刷一样来回擦拭牙齿及牙龈。这种方式可以避免刺激牙齿。有牙周病的产妇坚持使用此法，有利于加固牙齿。下面介绍产褥期的刷牙方法：

◆ 选择手柄适宜、刷头小的软毛牙刷，在刷牙前可以先用温水浸泡牙刷，待刷毛泡软之后再用，避免划伤牙龈和口腔。

◆ 早晚各刷牙一次，按照牙齿生长的方向上下刷，牙齿的各个部分都要刷到，包括舌苔。

◆ 每次用餐后用温水漱口，将食物残渣冲出。漱口后和晚上刷完牙就不要再进食了。如果吃了夜宵则要再刷一遍。

留心阴道壁血肿

产后阴道壁血肿是指生产时与产后数小时内软产道即子宫下段、阴道、宫颈、会阴等部位的血管受损破裂，血液在局部组织淤积形成血肿。产妇在产后要多留心阴道壁血肿的发生，在清洁会阴时即检查有无红肿症状，如有伤口疼痛难忍，阴部或肛门有坠胀排便感，排尿困难，应及时向医生反映，及早处理。

继续关注妊娠并发症

宝宝顺利出生后,二胎妈妈更应该抓住月子期这一关键时期调养自己的身体,尤其是孕期有妊娠并发症的妈妈。尽管因孕期生理变化引起的妊娠并发症多数会在产后逐渐消失,但产后二胎妈妈也不可大意,应在医生的指导下定期进行身体检查,了解身体恢复情况,以避免妊娠并发症变为产后并发症。具体而言,二胎妈妈在产后应重点关注哪些生理现象,并做哪些检查?

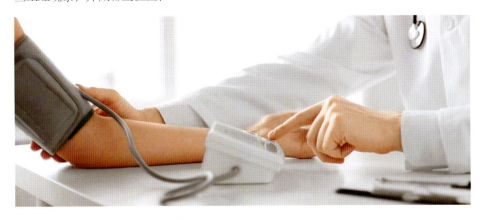

▶ **高血压的检查**。妊娠高血压综合征是孕期常见并发症之一。产后,二胎妈妈要检查血压是否已恢复正常,身体水肿状况是否已改善。一般情况下,产妇的血压应在产后1个月内完全恢复,若尚未恢复的话,即表明可能有其他潜在问题,例如,可能有原发性高血压,而这些都应持续治疗和追踪。

▶ **糖尿病的检查**。许多妇女在怀孕时,会产生妊娠糖尿病,产后要特别注意产妇的妊娠糖尿病是否已消失。若已消失,医生则会建议产妇持续控制体重;若尚未消失,则可能变为糖尿病。这时产妇需针对糖尿病做饮食控制或药物控制,甚至还得注射胰岛素,因为此类疾病属慢性病,若不能有效控制,还有可能引发其他并发症,甚至导致器官衰竭及细菌感染等,而这也是产妇做怀孕并发症追踪时要特别留意的情况。

▶ **血液的检查**。由于妇女生产时,可能会发生大出血的状况,必要时,需要输血。虽然所有提供输血用的血液都经过严格的筛检,但仍有未知的病原体可能无法被筛检出来。因此,凡在生产中接受过输血的妇女,最好都应在生产后3个月,到医院做一次血液检查,项目包括乙型肺炎、丙型肝炎和艾滋病的检查,以了解自己健康状况,并及早应对不良情况。

不要轻视产褥感染

产褥感染是由致病菌进入产道而引起的感染。产妇在分娩时和产褥期中由产道被感染而引起的一切炎症,统称为产褥感染。尤其是产后,宫颈口没有及时闭合加上胚胎剥离留有的创伤面,都给细菌进入留下隐患,在恶露的"协助下",从而引起生殖器官感染。

产褥感染大多出现在产后2~5天,头痛、持续发热(体温超过38摄氏度)、恶露增多有异味,下腹部痛感加重等都是产褥感染的具体表现,当有上述症状时,就要引起重视。

感染持续扩散,就会引起盆腔结缔组织的炎症,如果蔓延到腹膜还会引起腹膜炎,除了发热,相继还会出现寒战、腹胀、肠麻痹、脉搏增快等症状,腹痛也会随之加重。当细菌进入液体,还会发展成为菌血症或败血症,甚者出现中毒,不及时治疗会威胁生命。因此,产褥感染不容小觑。

如何预防产褥感染

▶ **产前**
- 注意清洁会阴部,在孕晚期尽量避免盆浴,严禁性生活。
- 做好产前检查,加强孕妇营养,增强孕妇抵抗力。
- 产前已经有炎症出现的产妇要积极治疗和纠正。
- 阴道清洁、治疗反而会加大病菌侵入的危险,孕晚期应尽量避免,以免引起产后感染。

▶ **临产**
- 保证产妇的休息及营养摄入,不要太过劳累,以免身体抵抗力下降。
- 当出现胎膜早破、滞产、产道损伤等感染因素出现时,要及时就诊,避免感染扩大。
- 尽量避免不必要的阴道检查及肛诊,减少细菌的进入。

▶ **产后**
- 尽早下床活动,让恶露尽早排出。
- 使用产妇专用的卫生纸和会阴垫,大小便后用温水冲洗外阴及肛门。
- 产后身体虚弱要加强营养,注意休息,尽快恢复抵抗力。
- 产褥期避免性生活,恶露没有排干净前严禁盆浴。

当产褥感染发生时，二胎妈妈应该要积极应对，不可拖延，可以从以下几个方面进行护理：

- **多休息**。产妇一定要保证充足的休息，如果身体吃不消，就把照顾宝宝的任务交给家人，这样才能早日恢复体力。同时加强婴儿护理、乳房护理，不能哺乳时应选择瓶喂。

- **定时测量体温、脉搏、呼吸、血压，并记录**。测量时取半卧位，如果采用平卧位的话，炎性渗出液会顺势而下，局限于盆腔最低处，不利于康复，反而会扩散感染。另外，半卧位还有利于帮助子宫复原。

- **多喝水**。补充水分对已经发生产褥感染或是排尿不畅的产妇而言非常重要。产妇最好每天补充摄入2000毫升左右的水。

- **保持会阴的清洁卫生**。产后恶露会持续一段时间，产妇要勤换卫生护垫和内裤，尤其会阴有伤口的新妈妈，如厕后最好能用温水冲洗会阴部，以减少感染发生。

- **保持伤口干燥**。要保证伤口干燥清洁，洗漱时应注意如口腔护理、皮肤护理及会阴护理等，以防感染加重。同时密切观察恶露的颜色、量、气味，如有异常，立即告知医生。

- **适度营养**。饮食应该丰富多样，注意饮食上的合理均衡搭配，避免食用刺激性和太过油腻的食物。

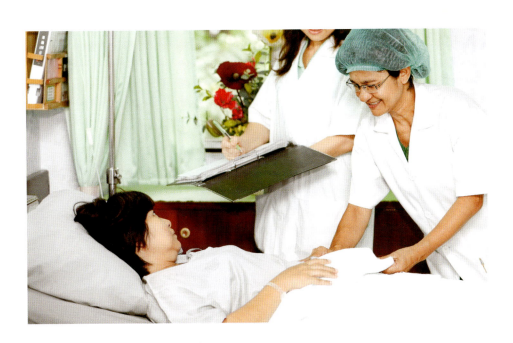

Part 4 月子攻略，不可错过的第二次重塑机会

注意事项 当产褥期有发热症状时，应注意有无生殖道以外的疾病。上呼吸道感染时会有咳嗽、咽痛等症状。泌尿道感染会有尿频、尿急等症状。乳腺炎有乳房红肿、痛、热等症状，若脓肿形成则局部压之有波动感。

夏天防产褥中暑，应注意房间通风，多饮汤液。如果有多汗、恶心、胸闷等不适症状，应及时就医。

改善上一次生产落下的毛病

月子期间，是女性调理体质的关键时期之一。部分二胎妈妈可能在第一次坐月子时，由于缺乏经验或不注意保养而身体恢复不佳或落下了月子病，而到了第二次坐月子时就应该抓住这关键时期，就应在医生的指导下，科学地进行调理，以改善上一次坐月子时落下的毛病。

防治子宫脱垂

子宫脱垂常有下腹、外阴及阴道向下坠胀感，并伴有腰酸背痛、久站、活动量大时，这种感觉会更加明显，严重时会影响产妇的正常活动。

防治子宫脱垂的方法如下：

◆ 产后2周开始做膝卧位体操，每天2～3次，每次15分钟，这样可以使子宫尽快恢复到正前倾位。

◆ 尽快治疗便秘、咳嗽等容易增加腹部压力的慢性疾病。

◆ 充分休息，不要过早参加重体力劳动，不要提重物，下蹲时间不要过长，卧床休息时应时常变换姿势。

◆ 轻度子宫脱垂者可采用一些中医治疗法来改善和缓解，如服用补气升神的药膳，或采用一些针灸疗法，如针灸百会、关元、中极、三阴交、大充等穴位，以加快恢复。

◆ 轻度子宫脱垂者亦可采用一些运动治疗法。
①缩肛运动：用盆底肌肉收缩法用力收缩肛门3秒以上，然后放松，每次连续进行10～15分钟，每日2～3次，每次收缩10～20下。
②臀部抬高运动：平卧于床上，屈膝，两脚放于床上，两手臂平放在身体的两侧，然后用腰力将臀部抬高再放下，如此进行重复，每天2次，每次20下左右，随时间推移逐步增加次数。

◆ 重度子宫脱垂症患者需在医生的指导下进行手术治疗。

警惕产后腹直肌分离

孕期子宫膨胀会将腹直肌撑松，甚至使部分肌肉纤维断裂，使产后腹直肌收缩能力降低。因此，无论是顺产还是剖宫产，60%～70% 的产妇，产后腹直肌会分离为两指的宽度。

防治产后腹直肌分离的方法如下：

◆ 产后注意腹部锻炼。从产后第3天起，加强盆底肌肉锻炼和腹肌运动。月子期后可以多游泳，有针对性地锻炼腹部肌肉。

◆ 运动矫正。仰卧在床上，吸气，双手交叉于腹部，用手指把两侧的腹部肌肉聚拢，边吐气边慢慢抬头。然后吸气，同时把头慢慢放下。重复3～4次，每天2次。

◆ 借助医学技术。生物反馈技术可以增加盆底和腹背肌肉的协调收缩，治疗腹直肌分离。如果腹直肌分离宽度超过3指，产后1～2年仍不能缩小恢复的妈妈应该考虑进行手术治疗。

预防产后尿失禁

产后尿失禁归根结底是由在妊娠、分娩过程中女性的骨盆底损伤造成的。妊娠期间子宫压迫膀胱，骨盆底肌肉抑制处于紧绷状态，分娩时，婴儿从产道娩出，骨盆底肌肉神经被过度拉伸，甚至会被扯断，造成产后尿失禁。若不及时治疗，有可能会延续到中老年时期，而且病情会恶化。

防治产后尿失禁的方法如下：

◆ 怀孕期间，孕妈妈应该合理控制体重，避免产伤、产程延长等产科因素，同时加强盆底肌训练。产后，二胎妈妈要及早排尿。

◆ 做盆骨健身操，每天练习2～3次，每次5分钟。具体方法如下：平躺于床上、双膝弯曲，双臂置于身体两侧，收缩臀部的肌肉向上提肛，紧闭尿道、阴道及肛门，此感觉就像尿急，但是无法到厕所去需憋尿的感觉。保持骨盆底肌肉收缩5秒，然后慢慢地放松，5～10秒后，重复收缩。

◆ 避免经常性下蹲，尽量避免重体力劳动，不要搬提重物，以免增加腹部压力，造成尿失禁。

◆ 积极治疗咳嗽等增加腹压的慢性疾病，多吃蔬菜水果，保持大便通畅，减少腹部压力。

避免出现子宫恢复障碍

一般情况下，在产后10天左右子宫就缩回到原来的状态，4～6周后子宫得到完全恢复。妊娠过程中增大的子宫在分娩后不能顺利收缩的情况称为子宫恢复障碍。

子宫恢复障碍的原因有：胎膜或胎盘的一部分滞留在子宫内，羊水早破，双胞胎妊娠，排尿、排便不畅导致膀胱或者直肠内充满排泄物，等等。另外，子宫肌瘤也是导致子宫复旧不全的原因之一。

防治子宫恢复障碍的方法如下：

◆ 产后坚持哺乳，让宝宝的吸吮反射性地促进子宫收缩。

◆ 做好产后卫生处理，保持外阴或伤口清洁，降低感染概率，为子宫恢复排除障碍。

◆ 产后尽早下床活动，避免长时间卧床，导致恶露等难以排出，引起上行感染，影响子宫复旧。

◆ 可以考虑通过用药、饮食或刺激穴位来治疗。应如期将产后医生所开的子宫收缩剂用完，可在三餐后服用生化汤，腰部局部疼痛可通过热敷或刺激相关穴位（如关元、中极、曲骨等穴位）来缓解，亦可考虑适当服药。

◆ 产后按摩刺激子宫收缩。子宫变软时，用手掌在子宫位置稍微用力做环形按摩。子宫变硬，表示收缩良好，宫缩疼痛时，应终止按摩，并采用卧姿来缓解疼痛。

◆ 及时处理胎盘、胎膜残留，并进行抗感染治疗，减少影响子宫恢复的障碍。

◆ 练习促进子宫复旧的健身操。具体方法如下：

①双手双膝着地，背部平直，双臂、大腿与地面垂直，保持呼吸五次，一呼一吸为一次。

②呼气时，低头弓背，两胸之间尽可能拱起来，保持呼吸五次，一呼一吸为一次，下巴尽可能靠近锁骨，不要耸肩。

③吸气时，抬头推胸向上，腰部微微向下，尾骨内收，保持呼吸五次，一呼一吸为一次。

阴道弹性恢复有方法

分娩时胎头对盆骨相关部位的挤压，各种助产工具的使用，都会使盆底肌肉松弛。尤其是自然分娩的产妇，由于胎儿是经过阴道娩出，阴道要从正常直径（约2.5厘米）扩张到婴儿头部直径（约10厘米），阴道扩张明显，容易引起弹性纤维断裂萎缩，使得肌肉松弛，阴道的弹性降低。阴道松弛不仅会影响到夫妻间的性生活质量，还会产生尿失禁，也会使细菌更轻松地侵入体内，诱发妇科疾病。除此之外，也容易引起女性早衰。

促进阴道弹性恢复的方法如下：

◆ 进行盆底肌锻炼。

①仰卧时：放松身体，双膝弯曲，收缩臀部肌肉向上提肛，将阴道收缩、夹紧，持续几秒，然后放松，每天做1～2次，每次做10分钟，重复练习。

②站立时：双手交叉置于肩上，脚跟内侧和腋窝同宽，用力夹紧会阴，保持几秒钟，然后放松，重复此动作20次以上。

③走路时：有意识地绷紧大腿内侧及阴部的肌肉，然后放松，反复进行练习。

④小便时：有意识地憋住小便几秒，然后再排尿，如此反复坚持一段时间。

⑤有便意时：排便前，憋住大便，顺便做做提肛运动，深吸气，紧缩肛门10～15秒，然后深呼气，放松肛门，如此重复。

◆ 进行缩阴按摩。仰卧，屈腿，两膝分开，足底相对，用手从膝盖向大腿根部按摩，到大腿根部后再由下而上按摩。按摩时吸气，手返回膝盖时呼气。反复做5次。按摩时要放松，注意体验按摩所产生的全身性舒适感。

◆ 合理借助医疗手段。比如使用一些外用缩阴产品和口服的缩阴产品，或者使用中药疗法，通过服用一些中药汤剂等来达到缩阴功效。此外，严重的阴道松弛患者，锻炼后阴道恢复情况收效甚微者，必须通过手术方式加以改善。

◆虽然会阴收缩以恢复性的锻炼为主，但还要保证必需营养的摄入，保证肌肉功能的恢复。

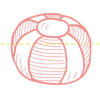
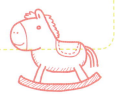

2 二宝的喂养与乳房保健

即使头胎时，妈妈由于各种原因未能坚持母乳喂养，在二胎时仍有可能实现母乳喂养。因此，二胎妈妈要坚定母乳喂养的决心，同时注意乳房保健，为宝宝提供充盈乳汁，也为自身健康打好基础。

坚持母乳喂养二宝

母乳营养全面，几乎能满足6个月以内宝宝的生长发育需求。坚持母乳喂养，不仅能帮宝宝建立基础免疫，还对他们成年后的健康有积极的影响。母乳喂养时间越长，宝宝的智商越高。除此之外，母乳喂养可以满足孩子的心理需求，建立亲密的母婴联系。

母乳喂养对宝宝的益处毋庸置疑，但母乳喂养对母亲的好处却常常被忽略。事实上，妈妈坚持母乳喂养，可促进子宫收缩、预防乳腺癌等。

另外，据美国冷泉港实验室一项最新研究显示，怀孕促使乳腺细胞DNA上形成了特定的标记，这些标记使得乳腺细胞对同怀孕相关的荷尔蒙感受性更强。在第二次怀孕时，当乳腺细胞感受到体内相关荷尔蒙分泌增多时，就能认出它们，乳腺能更迅速地分泌乳汁。二胎妈妈母乳喂养会变得更容易。

因此，为保证母婴健康，二胎妈妈应坚定母乳喂养的信心。

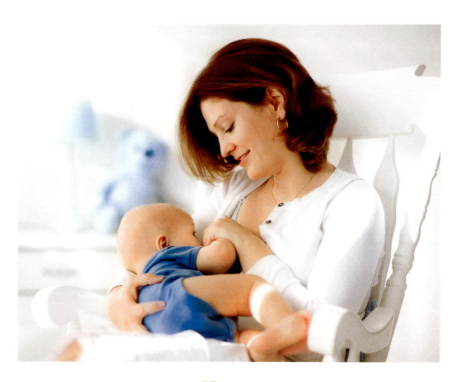

别让乳房下垂

一般情况下，女性乳房的乳头水平位置在乳房的下皱襞之上，如果掉在下皱襞之下，即为乳房下垂。下垂得越严重，乳头就掉得越低。乳房下垂的程度和妊娠、哺乳有密切的关系，所以，二胎妈妈应格外留心，注意日常保健，预防乳房下垂。

◆ 用纯棉胸罩将乳房托起，胸罩的尺寸应比平时稍大。也可以选择专为哺乳设计的胸罩，能在前面解开，对预防乳房下垂有一定的作用。

◆ 若有乳汁淤积或因某些原因暂时不能喂奶，应及时把乳房内的奶挤出。

◆ 哺乳时，用手托起乳房，既可以预防乳房过重引起的下垂，又可以使宝宝吮吸更通畅。

◆ 平时适当进行扩胸运动，或进行乳房按摩。

◆ 宜采用正确的哺乳姿势，且喂奶时间不宜过长，以免加重乳房萎缩和下垂。

预防乳头皲裂

乳头皲裂是新妈妈们常见的产后不适之一，常在哺乳第1周发生，头胎时多见，有些妈妈的乳头皮肤娇嫩，在为二胎哺乳时也会出现。预防乳头皲裂，最好的办法就是在怀孕期间做好乳头护理，可以用热毛巾擦揉乳头，涂抹些滋润的油脂，增加乳头皮肤的坚韧性。

产后可以从以下几个方面入手，避免乳头皲裂：

◆ 喂奶姿势要正确。首先妈妈要让自己的体位舒服。其次，哺乳时要遵循"三贴"原则，即胸贴胸、腹贴腹、下颌贴乳房。当宝宝吸吮时，应让他的嘴巴包覆住整个乳头，包括乳晕。吃完奶后不能直接将乳头从宝宝嘴里拔出来，应该先将小拇指轻轻从侧边放入宝宝的嘴中，再缓缓地让乳头退出。

◆ 喂奶时间不宜过长。宝宝的嘴巴长时间含着乳头，使之浸泡在唾液中，容易使乳头发生皲裂。因此，建议二胎妈妈们每次喂奶时间不要过长，一般以15～20分钟为宜，也不要让宝宝含着乳头睡觉。

◆ 采取正确的清洁方式。用清水清洗是最好的清洁方式，每日至少用温水清洗乳房两次，这样不仅有利于乳房的卫生，而且能增加乳房皮肤的弹性。要提醒二胎妈妈的是，千万不要用碱性的肥皂或沐浴露清洁乳房及周围皮肤，这会使乳房表皮干燥，甚至导致干裂、易敏感，增加疼痛感。

◆ 哺喂后及时保护乳头。每次哺喂结束后，妈妈可蘸取少量的乳汁，轻轻涂抹在乳头与乳晕的部位，对乳房肌肤具有较好的保护效果。

远离乳腺炎

哺乳妈妈少生病，宝宝才能更健康。在产后二胎妈妈中，乳腺炎患者并不少见，多表现为急性，初次分娩的妇女更容易患此病，且常发生在产后 1 个月左右。产后乳腺炎的症状主要有三个，一是体温升高；二是乳房热痛、红肿，局部有肿块、脓肿；三是白细胞计数增多。新妈妈应积极预防，远离乳腺炎。

预防产后乳腺炎的关键在于避免乳汁淤积，防止乳头损伤，并保持乳头清洁。孕期如有乳头凹陷，可经常挤捏、提拉，进行矫正；临近分娩，可用医用酒精擦拭乳头，力度不可过大，如果无法使用酒精，则可用温水代替；产后，新妈妈要用正确的姿势哺乳，哺乳后应及时清洗乳头，加强卫生保健。每次哺乳时尽量让宝宝把乳汁吸空，如有淤积，可用吸奶器排空乳汁。

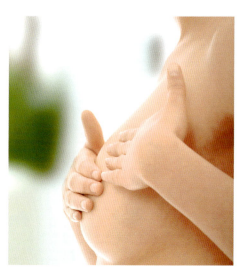

催乳按摩，让宝宝的"粮仓"更充盈

按摩催乳是一种简便、安全、有效的催乳方式，能够使泌乳通畅，保证乳汁充沛，还可有效避免乳房堵塞，使宝宝口粮更充足。

按摩前，新妈妈最好用温水热敷乳房几分钟，遇到有硬块的地方要多敷一会儿，然后再进行按摩。每天按摩 3 次，坚持一个星期，泌乳量就会明显增多。

1 环形按摩

双手置于乳房的上、下方，以逆时针方向按摩整个乳房。

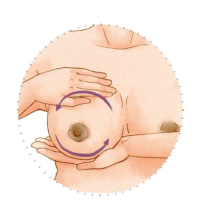

2 螺旋形按摩

一只手托住乳房,另一只手用拇指以外的四根手指指腹沿着乳房外围,一边画圈一边轻推,呈螺旋形按摩,渐渐推至乳晕区。如果乳房已经有硬结,不要避开,一定要轻揉。

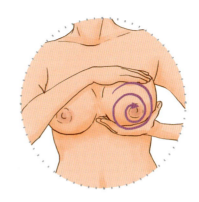

3 木梳按摩

四指呈梳齿状从乳房外围根部向乳头方向梳理,有奶结的部位要反复梳理。

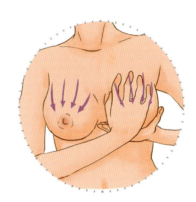

4 乳头按摩

一只手托住乳房,另一只手轻轻地挤压乳晕部分,让其变得柔软。接着用拇指、食指和中指三根手指夹起乳头,轻轻向外拉。然后继续用三根手指夹起乳头,一边轻轻挤压,一边旋转乳头。

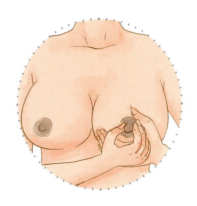

注意事项 按摩必须注意手法和力度,手法不准确或者力度太大,都可能导致乳腺管堵塞加重,甚至会引起乳腺炎。此外,进行按摩时要保持合适的室温,以免受凉。

二、有目的地进食

分娩会损耗二胎妈妈大量的体力和元气，产后还要为新生儿哺喂母乳，而坐月子是女性一生中改变体质、调理身体的良好时机，因此，月子期的饮食调养至关重要。

"一排二调三四补"

依照产后身体恢复的需要，二胎妈妈月子期间的饮食安排可按周计划，一般来说，根据调养目的的不同，可将产后一个月的饮食分为如下三个时段：

产后第1周/重排泄

本周调理的重点是帮二胎妈妈排出体内多余的水分、毒素以及恶露。由于刚生产完身体较为虚弱，胃口差，二胎妈妈宜吃些清淡的荤食，并配以时鲜蔬菜，烹饪过程中尽量少放盐、酱油等调味料，保证口味清淡和营养均衡，还可以重点摄取些麻油食品，加速恶露排出。

产后第2周/重调养

本周饮食调养的目的主要是帮助二胎妈妈调养腰肾功能，增强骨质，恢复骨盆，并调理气血。此阶段的饮食仍应忌咸、忌油腻，尤其不要吃咸菜、泡菜等腌制类食品，可以适当吃些补血食物，如红枣、动物肝脏、菠菜、黑木耳、黑豆等，帮助滋阴补血。

产后第3~4周/重补养

产后第3周左右，大多数二胎妈妈的身体排泄已经基本完成，此时可以吃些滋补身体的食物，以进一步增强体质，促进产后恢复。日常的蛋类、肉类、新鲜蔬果等都可以摄取一些，并保证饮食的均衡、全面。如果要哺喂母乳，也可以从这周开始吃些催奶的汤水，促进乳汁的分泌，还可在医生的指导下加入通草、黄芪等中药，效果更佳。

2 促进产后恢复的饮食调理

产后想要快速恢复身体,饮食调理是关键,把握以下几个饮食原则,可以帮助二胎妈妈既吃得好,又吃得对,轻松恢复孕前好体质。

主副食种类多样化

二胎妈妈在产后的主食往往以大米或面食为主,再加上活动较少,容易导致产后肥胖,因此,产后摄入的主副食种类应尽量多样化,搭配适量粗粮,这样既能保证各种营养素的摄取,还能减少热量的摄入。

 ◎ 推荐食物:小米、燕麦、糙米、绿豆、赤小豆等。

注重荤素搭配

产后不仅要多补充荤食,为身体提供蛋白质、脂肪、碳水化合物等营养素,更不可忽视新鲜蔬菜和水果的摄入,因为它们富含维生素、果胶和膳食纤维,能有效预防产后便秘,还可增强二胎妈妈身体的抵抗力。

 ◎ 推荐食物:上海青、菠菜、白菜、苹果、香蕉等。

多渠道补充蛋白质

蛋白质是很好的机体修复原料,分娩后二胎妈妈的身体较为虚弱,产后补充蛋白质,能有效促进身体康复。对于哺乳的二胎妈妈来说,优质蛋白质还能促进乳汁分泌,提高母乳的质量等。补充蛋白质的饮食来源宜丰富,肉类、奶酪、坚果类、豆类等都可以选择。

 ◎ 推荐食物:鱼肉、鸡肉、奶酪、黄豆、牛奶等。

别忘吃含钙、铁食物

分娩过程中二胎妈妈会流失大量血,多吃含铁食物能改善产后贫血;哺乳妈妈对钙的需求量很大,要注意特别补充含钙丰富的食物,以防发生骨质疏松,促进产后的身体恢复,而且,产后摄入钙不足还会影响乳汁质量。

 ◎ 推荐食物:猪肝、鸡肝、红枣、奶酪、上海青等。

掌握了以上几个饮食原则，出于对身体健康的考虑，二胎妈妈还需要了解以下月子期间的饮食禁忌，只有这样，才能帮助身体更快恢复。

▶ **忌食辛辣刺激食物。** 辛辣的食物往往性质温燥，新妈妈食用之后易引起身体内热，导致上火。如果用母乳喂养新生儿，还会使宝宝出现口腔炎、爱流口水等现象。因此，产后二胎妈妈应少吃辣椒、胡椒、茴香、蒜薹等食物，也不能饮酒。

▶ **忌吃生冷食物。** 产妇在产后身体较为虚弱，脾胃等消化能力有所下降，如果食用生冷食物，易损伤脾胃系统，影响消化功能，造成腹泻等不适。此外，中医认为，生冷食物易致淤血滞留，进而造成产后腹痛、恶露不止等，因此产后应忌食生冷食物。

▶ **忌吃过多鸡蛋。** 鸡蛋虽然是日常生活中常见的滋补食材之一，但并非吃得越多越好。根据国家对新妈妈的营养标准规定，每天摄入蛋白质100克左右，即能满足身体的营养需求。因此，产后新妈妈每天吃3～4个鸡蛋就足够了，如果摄入过多，会增加肠胃负担。

▶ **忌吃过多味精。** 味精中含有谷氨酸钠，会与婴儿血液中的锌发生特异性结合，生成不能被机体吸收的谷氨酸，而锌却会随着尿液排出体外，从而导致婴儿锌缺乏，出现食欲减退、厌食、智力下降、生长发育迟缓等不良后果，因此，新妈妈产后不宜食用过多味精。

▶ **忌饮茶。** 茶中的高浓度鞣酸进入人体的血液循环后，会抑制乳腺分泌，导致新妈妈乳汁分泌不足，此外，茶叶中所含的咖啡因还会通过新妈妈的乳汁进入宝宝的体内，引起婴儿肠痉挛或哭闹不止，因此，新妈妈月子期间最好不要饮茶。

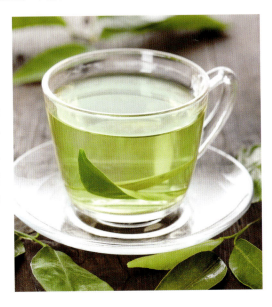

3 把握正确的催乳时机

产后催乳，把握正确的时机很重要。过早催乳，乳汁分泌过快过多，而新生儿的食量有限，容易造成浪费，还会使新妈妈的乳腺管出现堵塞，导致乳房胀痛；过晚催乳，乳汁分泌过慢过少，又会使新妈妈因为奶水缺乏而心情紧张、焦虑，引起泌乳量进一步减少，形成恶性循环，不利于宝宝的正常发育。

正确催乳，应按照如下步骤进行：

▶ **产后半小时，让宝宝吮吸乳头**。现在很多医院在宝宝出生后的半小时，都会让他吸吮妈妈的乳头，这样做能有效刺激新妈妈的乳房内腺体分泌充足的乳汁，有利于开奶。

▶ **产后 24 小时至产后 3 天，进行乳房按摩**。产后 24 小时至产后 3 天，是新妈妈的下奶初期，此时可以适当按摩乳房，帮助催奶。在按摩之前，建议先用温热的毛巾敷一下两侧的乳房，尤其是有硬块的地方，多敷一会儿，能疏通乳腺。按摩手法应轻柔。

▶ **产后第 3 周，喝催乳汤**。产后 3 周左右，新妈妈体内的毒素和恶露基本排泄完成，此时可以适量喝些催乳汤了，但要注意一次不能喝太多，也不能光喝汤不吃肉，只有这样，才能达到科学催奶的功效。

(温馨提示) 催乳汤的制作技巧

在选料方面，宜选择常见的催乳食材，也可以在医生的指导下选择一些有通乳功效的中草药；制作过程中应尽量少用或不用盐、味精，保持口味清淡；另外，炖汤时间可稍微长一点，让食材中的营养成分充分析出。

催乳食材推荐

茭白、花生、猪脚、丝瓜络、牛奶、通草、黑芝麻、莴笋、黄花菜、鲫鱼等

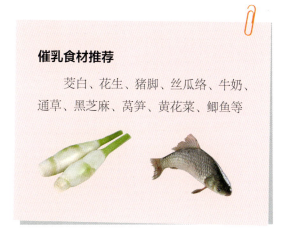

红枣小米粥

月子期食谱推荐 产后第1周

营养功效 红枣含有蛋白质、脂肪、有机酸、维生素C、钙、铁等多种营养素，能够增强体力，消除疲劳，产后二胎妈妈可以适当食用。

原料

水发小米、红枣　　　各100克

做法

1. 取一个干净的砂锅，往锅中注入适量清水，大火烧热，倒入洗净的红枣，盖上盖，用中火煮约10分钟，至其变软。
2. 揭盖，关火后捞出煮好的红枣，放在盘中，放凉待用。
3. 将放凉后的红枣切开，去核，取果肉切碎。
4. 砂锅中注入适量清水，大火烧开，倒入备好的小米，盖上盖，烧开后用小火煮约20分钟，至米粒变软。
5. 揭盖，倒入切碎的红枣，搅散、拌匀，略煮一小会儿。
6. 关火后盛出煮好的粥，装在碗中即成。

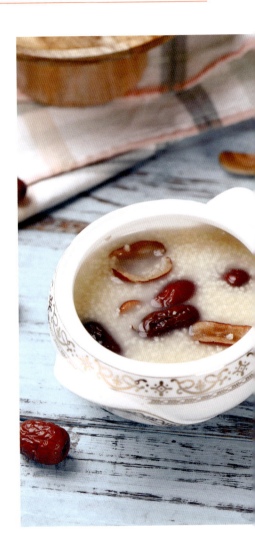

Part 4　月子攻略，不可错过的第二次重塑机会

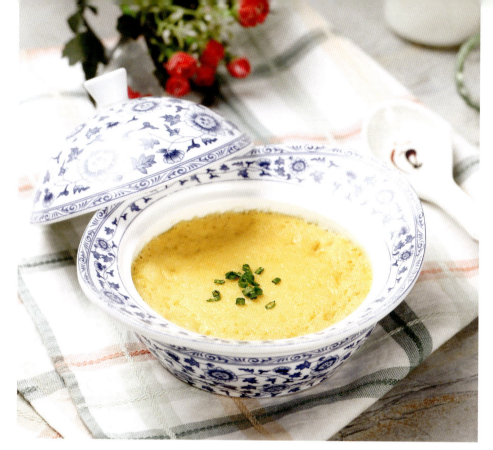

藕汁蒸蛋

视频同步学
扫扫二维码

营养功效 鸡蛋含有蛋白质、钙、磷、铁、维生素A、维生素D等营养成分,能为生产完的二胎妈妈补充体力和营养。

 原料

鸡蛋　　　　120克
莲藕汁　　　200毫升
葱花　　　　少许

调料

生抽　　　　5毫升
盐、芝麻油　各适量

 做法

1　取一个大碗,打入鸡蛋,搅散。
2　倒入莲藕汁,搅拌匀,加入少许盐,搅匀调味,再倒入备好的蒸碗中。
3　蒸锅上火烧开,放上蛋液,盖上锅盖,大火蒸12分钟至熟。
4　掀开锅盖,取出蒸蛋,淋入少许生抽、芝麻油,撒上葱花,即可食用。

素炖豆腐

营养功效 此菜例含有植物蛋白、膳食纤维、B族维生素、钙、铁、磷等营养成分，能起到润肠通便、清热除烦等功效，产后二胎妈妈食用，能促进身体排毒。

豆腐	80克
白菜	120克
姜片、蒜瓣	各5克
葱段	6克

盐	2克
食用油	适量

1. 洗净的白菜切成条，洗好的豆腐切厚片，蒜瓣切片，洗净的葱段切小段。
2. 沸水锅中倒入切好的白菜，余烫约1分钟至断生，捞出余烫好的白菜，沥干水分，装盘待用。
3. 用油起锅，放入切好的豆腐，煎约2分钟至底部焦黄，翻面，放入姜片，爆香，加入蒜片、葱段，爆香，注入适量清水至没过锅底，放入余烫好的白菜，搅匀，加盖，炖5分钟至食材熟软。
4. 揭盖，加入盐，搅匀调味，关火后盛出菜肴，装盘即可。

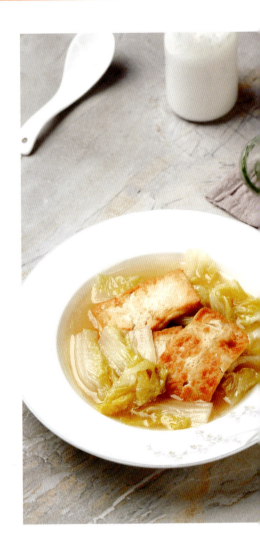

木耳苹果红枣瘦肉汤

营养功效　　黑木耳含有蛋白质、多糖、维生素、钙、磷、铁等营养成分，常食能预防缺铁性贫血、改善色素沉着，适合产后二胎妈妈食用。

原料

瘦肉块	80克
木耳、苹果块	各30克
玉米段、胡萝卜块	各20克
红枣、姜片	各少许
高汤	适量

调料

盐	2克

做法

1. 锅中注水烧开，倒入瘦肉块，搅散，氽片刻，捞出瘦肉，过一次冷水，备用。
2. 砂锅倒入适量高汤，倒入氽过水的瘦肉，再放入备好的木耳、玉米、胡萝卜、苹果、红枣、姜片，搅拌均匀，盖上锅盖，用大火煮15分钟，转中火煮1~3小时至食材熟软。
3. 揭开锅盖，加入少许盐，搅拌均匀至食材入味。
4. 盛出煮好的汤料，装入碗中，待稍微放凉即可食用。

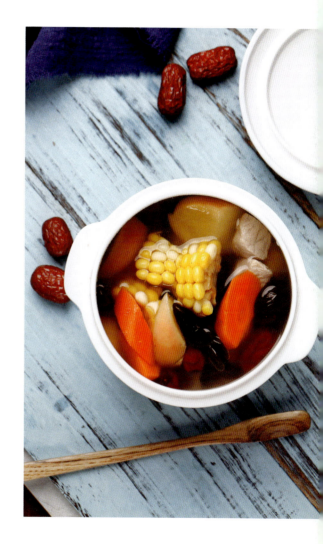

黄花菜蒸滑鸡

月子期食谱推荐 产后第3~4周

营养功效 鸡腿富含蛋白质和维生素D，黄花菜含有胡萝卜素、维生素C、钙、铁等营养成分，两者一起蒸制，能促进乳汁分泌，产后奶水少的二胎妈妈可以适量食用。

原料

鸡腿	260克
水发黄花菜	80克
葱花、姜片	各3克
葱段	5克

调料

盐	3克
食用油	适量
生抽、料酒	各10毫升
蚝油	8克
生粉	10克

做法

1. 备好的黄花菜切段。
2. 取一碗，倒入鸡腿、黄花菜，加入料酒、生抽、葱段、姜片、蚝油、盐，用筷子搅拌均匀。
3. 倒入食用油，拌匀，加入生粉，拌匀，腌渍20分钟。
4. 取一盘，倒入腌好的鸡腿。
5. 取电蒸锅，注入适量清水烧开，放入鸡腿，盖上盖，将时间调至"25"。
6. 揭盖，取出蒸好的鸡腿，撒上葱花即可。

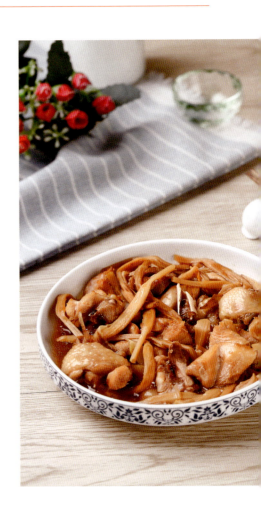

花生鲫鱼汤

营养功效 鲫鱼含有蛋白质、维生素A、B族维生素、钙、磷、铁等营养成分,产后二胎妈妈常食不仅能提高自身免疫力,还能促进乳汁分泌。

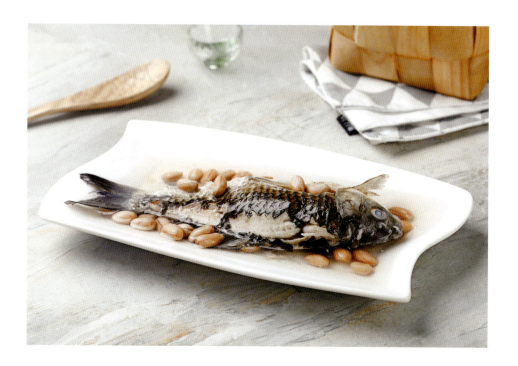

原料	
鲫鱼	250克
花生米	120克
姜片、葱段	各少许

调料	
盐	2克
食用油	适量

做法

1. 取一个干净的锅子放置于火上,倒入食用油,大火烧热,放入处理好的鲫鱼,用小火煎至两面断生。
2. 锅中注入适量清水,放入备好的姜片、葱段、花生米。
3. 盖上盖,大火烧开后用小火煮约25分钟,至食材熟透。
4. 揭开盖,加入少许盐,拌匀,煮至食材入味。
5. 关火后盛出煮好的汤料即可。

三、产后检查，妈妈与二宝都要做

经过月子期的调养，二胎妈妈的身体恢复得如何，需要经过产后检查，由医生来判定。新生宝宝的生长发育是否正常，也需要通过体检来判断。

产后检查，扫除二胎妈妈恢复隐患

产后检查是结合产后二胎妈妈的身体实际情况而进行的全面检查，以确定产后的身体恢复情况，并及时扫除疾病隐患，尤其是患有妊娠综合征的妈妈。一般在产后42～56天进行检查。

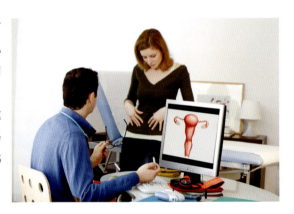

产后检查项目

称体重：这是一个较为简单的项目，但千万不要忽视了。监测产后体重变化，并根据体重情况适当调整饮食，对二胎妈妈的产后恢复极为重要。

测血压：产后，多数二胎妈妈的血压都会恢复到孕前水平。如果血压尚未恢复正常，应该及时查明原因，对症治疗。

尿常规：患妊娠中毒症及产后排尿出现不适的妈妈，需要重点做尿常规检查，看是否存在尿路感染。

血常规：妊娠合并贫血及产后出血的妈妈，要复查血常规，如有贫血，应及时治疗。

盆腔器官检查：检查内容包括子宫大小，有无脱垂，骨盆底肌肉组织张力恢复情况等。

伤口愈合情况检查：剖宫产妈妈应重点检查，确定子宫及腹部伤口愈合情况，避免粘连等危险情况出现。

乳房检查：当出现乳房疼痛、结节硬块时，务必进行乳房检查。

产后特殊项目检查指导

避孕指导："哺乳期"不等于"安全期"，避孕套和上节育环是不错的避孕措施。顺产的二胎妈妈3个月以后可以上环，剖宫产者则要半年以后。

新生儿喂养指导：可以询问医生关于新生儿喂养的相关知识，如果对自己的奶水质量或自身营养状况有疑惑，可以进行乳钙水平测定，并根据检查结果听取医生建议。

2 42天检查，保障宝宝健康生长

产后42天，医生会给宝宝进行第一次健康检查，也是宝宝生长发育监测的开始。爸爸妈妈可以借此多了解一些育儿知识，以下是相关检查项目，供新手爸妈参考。

检查项目

测量身长：一般来说，此时宝宝的身长相较于出生时会增长4~5厘米。这会受遗传、内分泌等因素影响，爸爸妈妈应尽量保证宝宝营养均衡和睡眠充足。

测体重：通过体重测量了解宝宝的喂养情况。

测量头围：头围相较于出生时应增长2~3厘米，过快和过慢都是发育不正常的表现。

皮肤检查：查看宝宝是否有黄疸、湿疹以及其他皮肤疾病。

心肺检查：检查宝宝心律、心率、心音、肺部呼吸音是否正常。

腹部检查：检查宝宝脐带愈合是否正常，是否有脐疝、胀气，肝脾有无肿大。

外阴和生殖器检查：检查有无畸形，男宝宝有无隐睾等。

评价智能发育：医生会用一些方法来测试宝宝的智能发育是否处于正常水平。如果有疑问，会通过神经心理测试进一步对宝宝的智能发育做全面评价。对有智能发育迟缓的宝宝，可以及时采取相应的干预措施，进行早期康复治疗。

特殊项目检查指导

一些医院还会根据宝宝的具体情况安排尿常规、血常规或是微量元素测定。

对于宝宝的生长发育情况，应该进行动态监测。所以，经过42天检查后，还要定期给宝宝做体格检查，系统了解宝宝各个年龄段的体格生长情况和动态变化，以便能及时发现生长异常，做到早发现、早诊断、早干预、早治疗。

四、产后塑身重现辣妈风采

二胎妈妈产后想要重现好身材,运动塑形是重要的方法之一。通过制订合理的运动计划,并坚持实施,才能促进产后身体的恢复,塑造健康的形体。

1 为什么二胎妈妈更难瘦

无论是顺产还是剖宫产,相较于头胎妈妈来说,二胎妈妈产后瘦身的难度更大,这主要是受年龄和身体条件等因素的影响。由于年龄偏大,二胎妈妈的身体基础代谢率有所降低,再加上怀孕过程中女性的盆底会不可避免地受到损伤,生完二胎之后,盆底经受了二次承重,损伤程度更大,因此,身体恢复时间会有所延长,体形恢复起来比生头胎时要慢一些。

2 把握产后运动时间

二胎妈妈产后的形体恢复,需要把握好运动时间,只有因时制宜地进行科学的运动,才能起到事半功倍的成效,加快产后瘦身。不过,产后运动的时间也因分娩方式的不同而有所差异。

自然顺产的二胎妈妈

产后第2~3天可以下床稍微走动下;

产后第3~5天可做一些收缩骨盆的简单运动;

产后第2周左右,可以做柔软的体操或伸展运动;

产后第6个月是恢复胸部、腹部、盆底肌肉、腿部、子宫等部位的黄金时期。

剖宫产的二胎妈妈

产后第4周可以锻炼骨盆肌肉的力量;

从产后第42天开始做伸展运动;

产后第6~8周开始做锻炼腹肌的运动;

产后6个月内是新妈妈形体恢复的黄金时期,可以进行全方位的运动。

3 推荐合理的运动方式

二胎妈妈在进行产后运动时,应将重点放在骨盆重塑上,毕竟,分娩对女性的盆底造成了不同程度的损伤。下面推荐两个适合产后练习的瑜伽体式,帮助增强盆底肌肉的力量,促进盆底康复。

反台式

反台式又称"一"字展胸式,该体式主要是通过收肛提臀,刺激会阴部的肌肉来强化产后二胎妈妈的盆底肌肉力量,可以让其在较快的时间内告别产后尿失禁、子宫脱垂等疾病。

步骤 1

双腿并拢伸直,坐在瑜伽垫上,将双脚脚尖绷直;双手手掌贴地,撑于身体的后侧,距离身体约一个拳头的距离,手指指尖朝向身体。

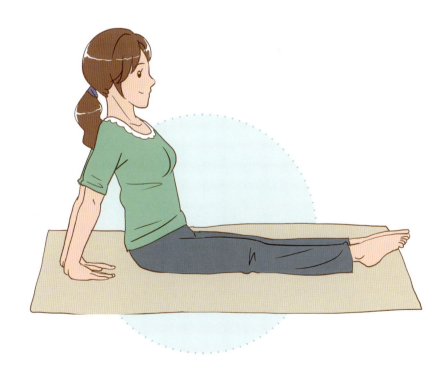

步骤 2

用双手手臂的力量撑起上半身,脚尖绷直、点地,然后缓缓地抬起骨盆,收紧臀部,保持自然呼吸,停留数秒钟。

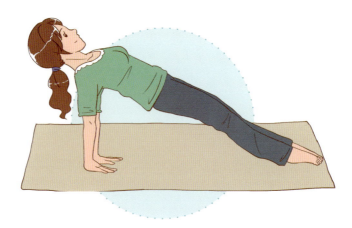

步骤 3

慢慢回到坐姿,仰卧于瑜伽垫上,伸直双腿,脚尖绷直,双手手臂向上,伸展全身各个部位,保持数秒钟,然后放松即可。

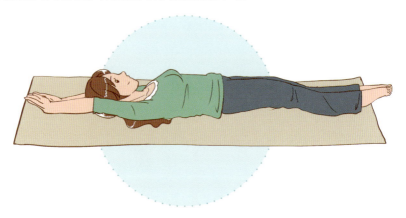

注意事项 在练习该瑜伽体式的过程中,要注意始终保持双腿并拢伸直,不要含胸拱背。另外,还要将意识集中到臀部,把盆底肌肉力量收紧,才能起到更好的效果。

吸腿式

在分娩的过程中，孕妈妈的骨盆会受到压迫，并产生扩张，肌肉和筋膜会因为过度伸展而使弹性降低，出现骨盆疼痛。经常练习吸腿式瑜伽，帮助伸展骨盆，能有效降低痛感，还能增强身体的平衡能力，帮助二胎妈妈更加集中注意力。

步骤 1

采取瑜伽中的山式站姿，站立于瑜伽垫上。

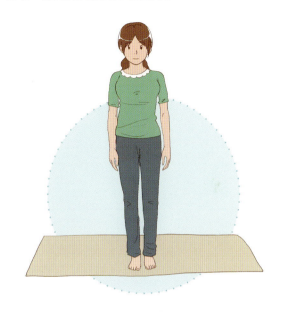

步骤 2

吸气，双手手臂向前伸直，掌心向下，左腿上抬至大腿与地面平行，小腿与地面垂直，脚尖绷直，保持腰背挺直，腹部内收，双眼目视前方，保持15秒钟，然后换另一侧练习即可。

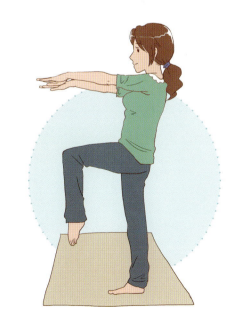

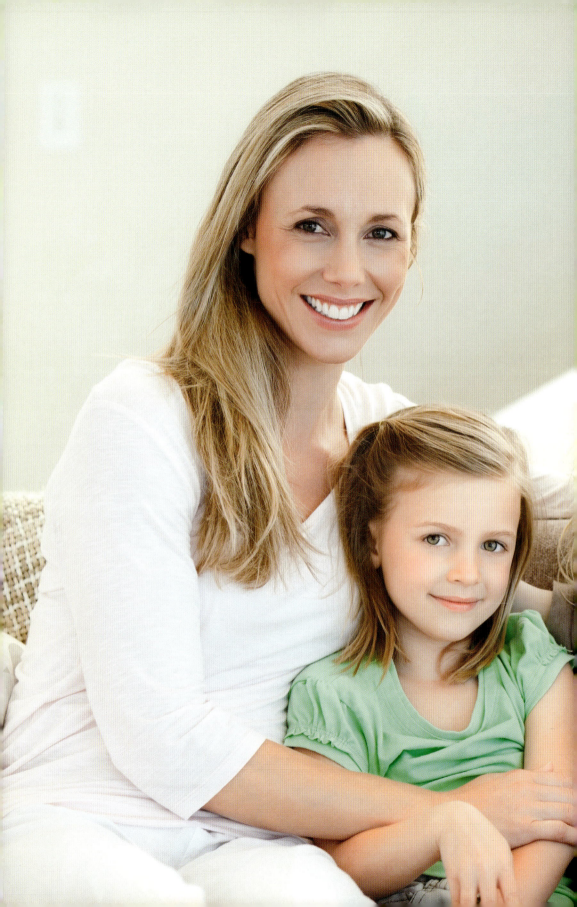

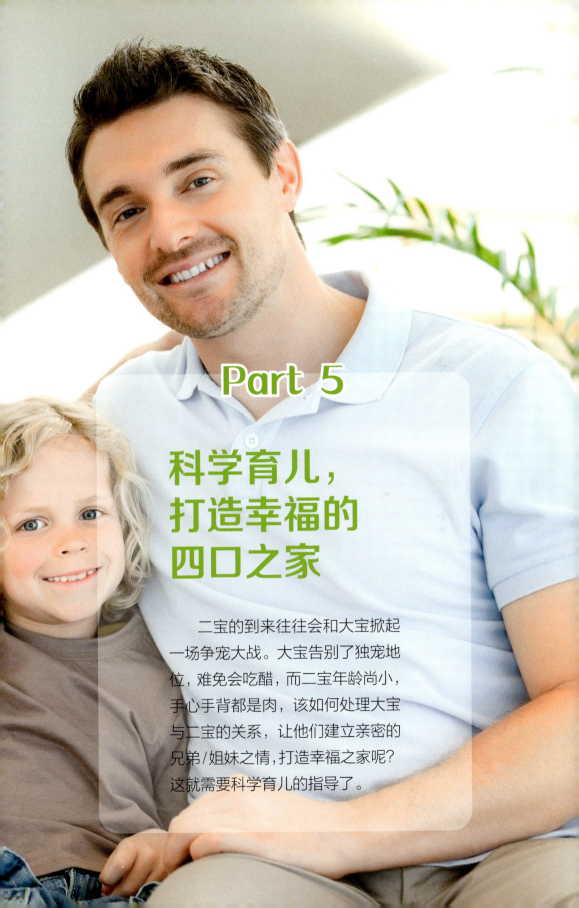

Part 5

科学育儿，打造幸福的四口之家

二宝的到来往往会和大宝掀起一场争宠大战。大宝告别了独宠地位，难免会吃醋，而二宝年龄尚小，手心手背都是肉，该如何处理大宝与二宝的关系，让他们建立亲密的兄弟/姐妹之情，打造幸福之家呢？这就需要科学育儿的指导了。

一、多多安抚大宝的情绪

二宝出生之后，带给整个家庭的，除了多了一名新成员的新鲜和欢乐，还会多多少少影响大宝的情绪，此时，爸爸妈妈要理解他的情绪变化，并正确引导。

1 大宝会"吃醋"

有了小弟弟或者小妹妹之后，大宝会"吃醋"是一件很正常的事情。要知道，孩子对母亲有天生的依赖性，一旦离开母亲，他就会本能地感到恐惧与不安。当家里添加了一名新成员之后，他会与自己分享妈妈的爱，甚至妈妈会爱自己的弟弟／妹妹比自己更多一些，这就会造成大宝理所当然地"吃醋"。甚至，有的大宝还会对二宝产生讨厌情绪，这些作为家长都要理解，并正确引导大宝与二宝友好相处。

一般来说，当大宝出现如下表现时，就说明他正在"吃醋"：

- ◆ 不能忍受对自己亲近的大人疼爱二宝。
- ◆ 排斥比自己零食多、玩具多的二宝。
- ◆ 和二宝抢着喝奶、要妈妈抱，甚至夜间尿床次数增多。
- ◆ 在幼儿园里闷闷不乐、心事重重，不愿参加集体活动。
- ◆ 对获得家长表扬的二宝怀有抵抗情绪。
- ◆ 总是和二宝争夺玩具。
- ◆ 经常威胁和恐吓二宝。

大宝吃二宝的醋，归根结底是一个年龄的问题，随着大宝年龄的逐渐增长，这个问题会慢慢地消失，然而，作为家长却不能对此放任不管，否则对大宝和二宝的健康成长都不利。爸爸妈妈须知道，很多小时候的心理伤害，在孩子成年之后都会留下严重的心理隐患，因此，对于大宝的"吃醋"现象，家长要多关心大宝，可以采取放下二宝抱抱大宝、抽出时间与大宝单独相处等措施，改善由于二宝到来给大宝产生的负面情绪。

2 告诉大宝：我们仍然很爱你

随着二宝的到来，大宝必然要经历一个艰难而复杂的适应过程，他们将体验成为一个哥哥或姐姐，不再是家里人唯一迁就的对象，甚至有可能要迁就别人，有时候会觉得自己在这个家里被边缘化了。这是因为孩子在小的时候只能面对父母，这样的情况下，父母就是他的一切，失去父母的关爱，就等于失去了安全，让大宝没有安全感。

此时，父母要充分理解大宝内心的情绪变化，并引导他用语言表达。父母先听大宝怎么说，问他为什么讨厌二宝？是不是担心爸爸妈妈会把对你的好分给小宝？总而言之，就是疏导大宝用言语表达自己的不满，进而平复大宝的情绪。

此外，父母要向大宝表达爱。不过，专家不建议父母对大宝说"爸爸妈妈最喜欢你"这样的话，因为这样的话并不真诚，很容易在现实生活中被孩子用实际行为推翻。而且，这类话还对大宝有暗示作用，暗示父母的爱是分等级的，这样会加深大宝的恐慌。正确的做法是告诉大宝"你和二宝对爸爸妈妈来说都是很特别的，我们对你和二宝的爱是一样多的"，再举例大宝的可爱之处，让他了解自己"值得被爱"。更重要的是，父母要在日常生活中真正做到一视同仁，因为孩子对于是否被爱的判断只是来自直观的感觉。

当爸爸妈妈用行动告诉大宝，即使有二宝，你们依然爱他，会给他传递信心。信心

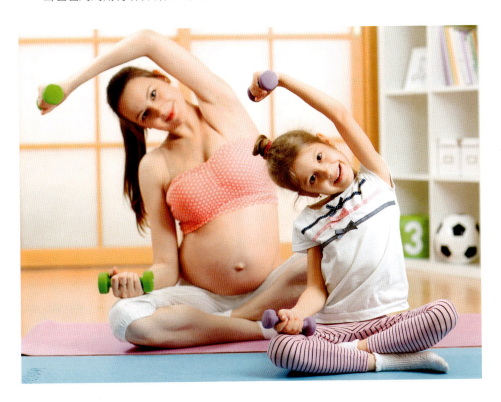

的重塑会让大宝感到安全，一旦让大宝意识到二宝对自己的威胁没有了，讨厌的情绪也就随之消散了。在长时间的相处当中，大宝还会慢慢去发掘这个新家庭成员的优点，并接纳他的到来。在这样和睦的家庭氛围下，两个孩子都会得到亲情的充分沐浴，这对于他们的成长来说，无疑是十分有益的。

3 正面表扬是良方，给大宝当老大的自豪感

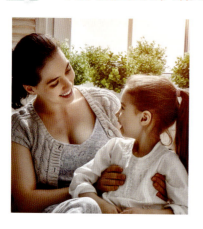

在教育大宝和二宝的过程中，父母应坚持正面的教育，其效果往往比打骂更利于孩子接受和成长。时常表扬大宝关爱弟弟、妹妹的行为，给他当老大的自豪感。

所以，家有双宝的妈妈，在尽心尽力照顾二宝的同时，还要理解大宝的心理，善于从正面激励孩子的行为，并把这种表扬和他做哥哥/姐姐的角色结合起来。在大多数场合下，大宝还是很懂事的，会积极配合妈妈。例如，在表扬大宝的时候可以这样说："弟弟有你这样的小哥哥，妈妈都替他感到高兴！""小姐姐知道让着弟弟了哦，真棒！""你能这样跟妹妹分享，真好，妈妈为你感到骄傲！"……用肯定的话语赞美他曾经做过的照顾和关心二宝的行为，一来可以强化大宝既有的好行为，唤起他做哥哥或姐姐的责任感和自豪感；二来也可以让大宝看到自己的闪光之处，积累内在的正能量。

二胎妈妈也可以让大宝参与二宝的抚养工作，给妈妈当帮手，例如，让大宝逗二宝玩、给弟弟或妹妹喂奶、帮弟弟或妹妹拿玩具等，这些都可以拉近大宝和二宝的距离，让大宝体验到自己的价值和当老大的自豪感，相信大宝也会在付出的过程中找到作为哥哥或姐姐的快乐。

另外，父母还可以给大宝讲一讲兄弟姐妹之间的故事，用手足之情的故事感染大宝，让他意识到兄弟姐妹之间的友好相处，享受自己有弟弟或妹妹的生活，最终让他明白，二宝的到来让这个世界上多了一个关爱他的人，而不是自己的敌人。

每个孩子都是天性善良而乐于分享的，相信有了家长的正确引导和表扬，大宝会发挥自己作为哥哥或姐姐的作用，帮助妈妈照顾好二宝，营造和谐的兄弟/姐妹之情，让全家更温馨、和睦。

4 大宝处在叛逆期，多一点恰如其分的爱

家长对孩子的爱和教育，应在把握总原则的基础上，因人制宜，尤其是在教育大宝的问题上，需要给予更高层次的爱。

我们知道，随着孩子年龄的逐渐增大，大部分大宝都会步入叛逆期，在这个叛逆期中，孩子的独立意识和自我意识会日益增强，他们迫切希望摆脱家长对自己的"束缚"，不再把自己当作小孩子，而常常以成人自居，格外渴望得到外界的认可和尊重。这无疑会给父母带来很多烦恼，不知道该如何处理这一时期的教育问题。

对此，教育专家给出的建议是，对叛逆期的孩子给予更多的关爱，但要注意方式。与对二宝的关心和教育方式有所不同，对待大宝，重点在于多沟通和交流，让他体会到更多的自由。对于他们而言，父母的角色更多的是朋友，能和自己平等地沟通，主动去掉一些在他们身上已经不适宜的构成负担的"爱"，并注意权力的下放，这一方面是对他们想要表现自我的满足，另一方面也是对他们人格的尊重。

例如，家长应尽量去掉诸如"你应该如何""你必须如何""你知道什么"这类的话语，尽量用"你放手去做吧""我相信你能行"这样的话语激励大宝，把命令的话语改为鼓励的言辞，这样大宝更容易冷静下来，在遇到困难的时候也能坦然地寻求家人的帮助。

另外，还要注意保护孩子的隐私权，叛逆期的孩子一般是不愿意向父母敞开自己的心扉的，此时家长切不可自行采取措施，偷看孩子的信件、日志、聊天记录等，这样是不尊重孩子的表现，只会加重孩子的叛逆心理。

最后，衷心希望家长朋友们能够处理好自己与两个孩子之间的关系，多一点恰如其分的爱，让处于叛逆期的大宝能够顺利成长。

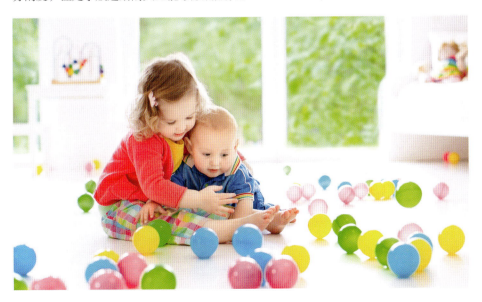

二、兄友弟恭需要从开始培养

良好的手足关系,从准备生二宝的那一刻开始,就应该着手培养了,为此,家长应密切关注大宝的情绪状态,提前让大宝在心理上接受二宝的到来。

1 从孕期开始,建立亲密的手足关系

孩子的内心敏感又脆弱,他们的安全感来源于对父母百分之百的爱和依靠。对于父母要生二胎的决定,他们最担心的就是安全问题,怕二宝会取代自己在这个家里的地位,自己被家人忽视和遗忘等。为此,家长应从计划怀二胎开始,打消大宝的疑虑,帮助大宝和二宝建立亲密的手足关系。

二胎父母不妨尝试这样做:

◆ 在孕期,父母可以有意识地让大宝亲近妈妈肚子里的二宝,让他感知到生命的存在和一点一滴的成长。

◆ 从孕3月开始,可以让大宝和妈妈一起给二宝做抚摸胎教,感受二宝在妈妈肚子里的活动,并耐心地向大宝讲解,当初自己怀着他的时候,他是如何淘气地踢妈妈的肚子的……

◆ 等二宝长得更大一些的时候,还可以让大宝和二宝对话,带着大宝一起给二宝准备生活用品等。

◆ 结合二宝的发育情况给大宝讲解当初怀他的时候的情形,从怀孕到分娩,再到大宝出生后的几个月,这段时间发生的种种都可以耐心细致地讲给大宝听,让他了解自己是如何来到这个世界上的,看看自己和二宝的相同与不同之处。

◆ 还可以给他看些有关兄弟姐妹的图书,培养他爱护小宝宝的习惯,帮他建立起最初的责任心,这对培养大宝和二宝的感情非常有益。

这些简单的行为会在无形中拉近大宝与二宝的距离,让他参与到二宝孕育的过程中,并在潜移默化下形成大宝当哥哥或姐姐的自豪感和荣誉感,进一步增进大宝与二宝之间的关系。

2 拒绝对大宝有伤害的"玩笑"

自从怀上二胎之后，往往会有很多家人、朋友或者邻居喜欢开大宝的玩笑，告诉他"妈妈有了二宝就不要大宝了""二宝比大宝更聪明、可爱，妈妈只喜欢二宝不喜欢大宝了""妈妈生完小弟弟或者小妹妹之后就没空管你了"，等等。这些玩笑会在无形中伤害大宝的心理，给他造成一定的心理阴影，不但不利于其自身的健康成长，还会妨碍大宝和二宝亲密关系的建立，甚至还会造成有些大宝伤害二宝的行为，对彼此都是不利的。

每一个幼小的心灵都需要父母的呵护和尊重，无论是不经意的玩笑，还是故意为之的挑逗，妈妈都要尽量阻止这种情况发生，必要时可以当面制止，拒绝对大宝有伤害的任何"玩笑"。

3 多让两个孩子相处

很多家长认为，将大宝和二宝分开，比如将其中一个孩子放在爷爷奶奶家照看，可以减少两个孩子之间的矛盾和冲突，其实，这样做不仅不会起到预期效果，还会加深两个孩子之间的隔阂，因为一旦把大宝和二宝分开，大宝就回到了独生子女的生活状态，他会更加不适应二宝的存在，不希望二宝回来。

因此，对于二胎家庭来说，不管大宝和二宝之间的年龄相差有多大，家长都应多让两个孩子相处，不要隔断他们，给孩子创造更多的互动和交流机会，比如一起玩游戏、看书、吃东西等，同时，做好监督工作，保障两个孩子的安全。如果他们之间发生一些小的摩擦和冲突，尽量以旁观者的姿态去对待，让他们学着自己处理问题，久而久之，就可以创造良好的兄弟姐妹关系，增进亲子感情，让大宝更加接受二宝了。

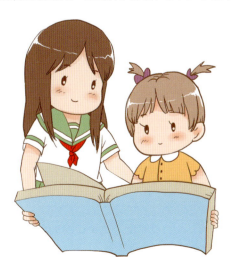

三、给两个孩子公平的爱

对二胎家庭来说，两个孩子都幸福，是所有父母的心愿，而这也取决于父母的教育和引导。为孩子创造和谐的家庭环境，公平关爱，才能让孩子的童年更幸福。

1 言传身教，做好榜样

家庭是个人生命的摇篮，也是教育的重要基础之一，而父母是孩子的第一任老师，也是其人格成长中最早、最有力的塑造者，孩子性格的塑造与父母的一言一行密切相关，父母也是孩子成长最直观的参照者，因此，家长在孩子面前，应做好表率，发挥榜样的力量，不断提升自身素质和家庭教育水平，给孩子做良好的示范和引导，言传身教、以身作则。

另外，在对孩子言传身教的同时，也要不断从孩子身上吸收好的东西，给孩子表达自己的机会，让孩子感受你对他的爱和真诚。

2 不要比较两个孩子的优缺点

有了二胎之后，家长经常会谈论两个孩子之间的不同点，这实属正常。但若将他们的优点和缺点经常拿出来比较，只强调一个特质而忽视孩子的其他特点，对大宝和二宝都是打击。家长要知道，每一个孩子来到人间都有着自己独特的一面，会成长为他们自己的样子，最好不要轻易在大宝和二宝之间作比较。

有研究表明，来自父母的任何轻视和敌意，以及来自手足的恶意嫉妒，比学校和社会带给孩子的自信和自尊的打击影响更大。能够抵消这个负能量的就是建立在安全感和全面接受基础上的和谐的亲子关系，这种关系也能发展孩子将来积极争取成功的心理特质，促进孩子潜能的发展。发展孩子的自我价值观，教导他们形成自己的优点和个性，不轻易比较，是每一位父母必做的功课。

3 不能总让大宝谦让二宝

"大的要让着小的"——这不知是从哪里来的理论，但似乎人尽皆知，而且被大多数家长普遍信奉并实行着，其实，这是一种不科学的教育方式。

偏袒是影响家庭关系平衡的一个重要因素。很多时候，父母不经意地或习惯性地偏袒某一个孩子，比如偏袒年纪小的、体弱的或者性格内向的等，都会给另一个孩子造成不可避免的心理伤害，即使是细微的变化，他们也可以敏感地察觉到，而一旦孩子感觉到父母的偏向，只会加深两个孩子之间的矛盾。

爸爸妈妈要知道，在没有生二胎之前，大宝一直是大家的心肝宝贝，享受着长辈的全部关注。但是自从有了二宝，他在家中的地位就直线下降，从孩子有限的理解能力来看，这不仅仅是曾经拥有的爱被分割了，而且，还要事事都让着弟弟或妹妹。总让大宝谦让二宝，这对两个孩子都没有益处。一方面，骄纵了二宝，让他认为自己年龄小就可以有特权，可以任性地想要什么就能得到什么；另一方面，委屈了大宝，使大宝的正当利益被不公正地剥夺了，感觉自己在家里失去了原本的地位，进而增加他对二宝的厌烦，久而久之，势必会使两个孩子之间的关系变得越来越难以和谐相处，严重影响他们之间的感情和整个家庭的和谐。

因此，当大宝和二宝发生矛盾的时候，父母应妥善处理，绝不能不分青红皂白地对大宝说"大的要让着小的"，即使是该让大宝做出谦让的时候，也一定要向他讲清其中的道理。大多数情况下，大宝和二宝都是平等的，应保持一视同仁。只要你心中对两个孩子的天平不偏不倚，那么孩子就一定能感受得到。

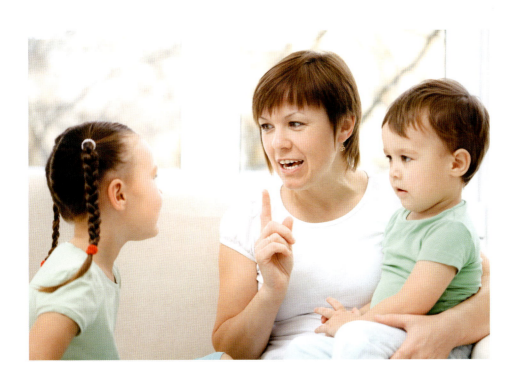

4 孩子争宠时，大人要公正处理

一般家里有两个孩子的，常常会被问及"更喜欢哪一个"这样的问题，不管你说喜欢谁，对两个孩子都是一种伤害，因为这个问题本身就很敏感，正确的回答方式应该是——首先对问题本身表示惊讶，表示自己从来没有考虑过这个问题，然后不假思索地回答提问者，"都喜欢"。

不论大宝和二宝之间的年龄差距有多大，他们在父母的眼中都是孩子，面对两个年幼孩子之间的争宠，父母应该怎样做才能维护好与两个孩子之间的关系呢？

建立平等互助的关系	一般来说，家里的大宝总是被赋予责任感，容易形成压抑和孤僻的性格，而二宝则会产生依赖的心理。为避免这两种极端性格的形成，家长应尽量淡化他们之间的大小年龄关系，主张以平等为原则，让他们之间建立平等互助的关系。
鼓励个性化发展	大宝和二宝之间或许会在外形上有些相似，但他们在成长的过程中会形成不同的个性和兴趣特长，所以家长应根据他们各自的性格、爱好，给予自由选择和发挥的空间，提高他们的自我意识，鼓励个性化发展。
适度培养竞争意识	两个孩子在一起，自然会产生竞争，这也是良性的发展。家长可以适度培养他们的竞争意识，比如用竞赛游戏的形式督促他们吃饭和作息，在规定的时间内比赛完成某项任务等，帮助他们树立时间观念，提高专注力，培养良好的行为习惯。另外，竞争过程中，对于他们取得的小小的进步，要及时给予鼓励，避免过度竞争加重心理负担。

总之，在处理孩子纠纷时，大人要一碗水端平，不偏袒，不厚此薄彼，用一颗包容的心，从孩子的角度理解他们，有针对性地进行科学的教育。

四、化解矛盾的核心绝招

两个孩子之间发生矛盾和争吵是二胎家庭中常见的场景之一,当出现这种情况的时候,大人该如何介入和解决,才能避免两个孩子受到伤害呢?

1 适度漠视,让孩子自己解决矛盾

孩子们在一起玩的时候,互相发生点小矛盾、小摩擦很正常,家长不必把这看成是问题,不必马上出面干涉,更不必因此而生气。在问题不严重的情况下,家长应做一个清醒的旁观者,假装没看见,将矛盾留给孩子们自己解决。因为,孩子之间的冲突是他们在群体交往中协调、解决矛盾的必经之路。他们正是通过这种不断解决矛盾的过程,学会独立的见解。如何让自己更受欢迎,如何适度地表现自己,如何培养忍耐能力,从而不断增长与其他孩子的交往技能。所以,家长应该适度漠视大宝与二宝之间的矛盾,让他们自己解决。

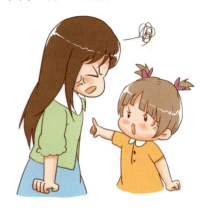

2 鼓励孩子分析自己的不足,学会宽容

金无足赤,人无完人,有缺点和不足是人性的必然。不管是大宝还是二宝,发生矛盾和纠纷时,必然存在一方的不足。此时,家长要学会引导他们,分析自身存在的不足之处,并用换位思考的方式学会宽容和礼让。让孩子意识到,多一点宽容和理解,能同时让自己拥有好心情,使他们在个性完善的道路上再向前迈进一步。

当然,宽容不是懦弱,不是盲从,更不是人云亦云。家长应让孩子知道,宽容是明辨是非之后对家人的退让,而不是对坏人、坏事的妥协,只有这样才能形成正确的三观,培养良好的家庭关系。

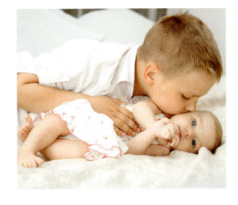

3 引导孩子们学会爱的分享

在我国的传统文化中,自古就有孔融让梨等关于分享的美德故事,作为两个孩子的家长,应从孩子小时候起就引导他们,学会爱的分享,这对孩子自身的健康发展十分有益。

我们知道,一个孩子在他两三岁的时候,他的意识里面就已经有了关于"我"的朦胧概念,这种概念会随着孩子的逐渐长大而变得更加成熟和强烈,所以,当孩子在接触他人和集体的时候,家长应教导他学会关注他人的需求,进而学会分享。关于如何培养孩子的分享精神,这里可以介绍一些经验,供广大家长参考。

一开始,家长应让孩子明白,分享并不等于失去。有些父母认为孩子不愿意分享是因为自私,其实未必,很多孩子在成年之前,脑海中并没有"自私"和"占有"的概念,他们不愿意分享,其实只是不愿意失去。例如,当大宝看到妈妈在给二宝喂奶的时候,他就会哇哇大哭,这并非出于对母亲的占有,而是害怕妈妈喂完小弟弟或者小妹妹之后,就不再回来喂他了。

另外,还需要适度表扬和鼓励孩子分享的行为。如果大人总是拿大道理给孩子做分享的教育,孩子虽然会遵照你的意思,把自己的东西拿出来分给他人,但恐怕孩子对为什么要这么做还是很难理解,长久下去,可能还会出现逆反心理。所以,父母在让孩子明白分享不是失去的同时,更多的还是要用行动来证明。例如,当大宝把自己的玩具让给二宝玩的时候,家长要表扬他,甚至给他再买一个同类的东西作为奖励,因为分享而获得奖励,会加深孩子对分享这一行为的好感,进而在此后的生活中,践行分享,并享受这种快乐。久而久之,孩子自然就愿意和他人分享了。

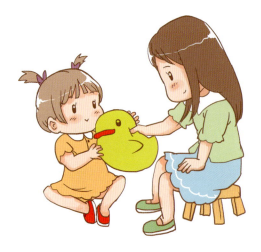

4 互相关爱,营造温馨的四口之家

家是温暖的港湾,是受伤时的创可贴和止痛药,是用爱的每一砖、每一石建造出来的城堡,是以爱为圆心,一家人手牵手为半径走过的一个圆……

对于二胎家庭来说,互相关爱,营造温馨的家庭氛围,无论是对于两个孩子的成长,还是整个家庭的和睦和社会的和谐,都是有帮助的。

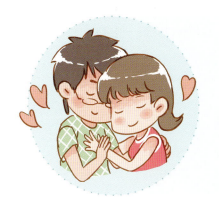

父母之爱

父亲的爱像大山一般,沉稳宽厚;母亲的爱像涓涓细流,绵延温婉。父母对子女共同的爱,伴随着孩子一生的成长,而那种被爱拥抱的感觉,也会让孩子受用一生。

手足之情

无论是大宝还是二宝,彼此之间这种血浓于水的亲情会伴随成长的一生,相互扶持,赡养父母,互相帮助,一生陪伴。

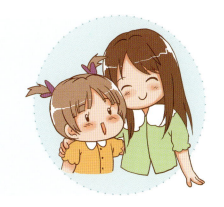

一个温馨幸福的家庭,需要家里的每一位成员用爱编织,用心呵护,用行动共同营造。对于二胎家庭而言,绝不仅仅是多了一名家庭成员这么简单,我们要的是一个完整而温馨的家庭,一个孩子可以健康成长的生活环境,在兄弟姐妹互帮互助、互相关爱的氛围中,让孩子感受成长的快乐,让每一个家庭成员都能够和睦、幸福地生活在一起,才是我们最终要达成的目标和心愿。

五、因材施教，注重个性培养

家长应知道，二宝并不是大宝的复制品和代替品，在培养和教育二宝的过程中，应将他作为一个独立的个体，尊重他的天性，因材施教，引导他健康成长。

1 别总是用养大宝的经验养二宝

生了二胎之后，接下来就是二宝的教育问题了。俗话说，龙生九子，各个不同。每个孩子都是独一无二的，家长在平时的生活中要注意观察孩子的天性，尊重孩子，因材施教，顺应天性去培养，切勿矫枉过正。比如，父母发现对大宝采取民主的教育方式取得了很好的效果，就对二宝也采取同样的教育方式，将教育第一胎的经验搬到教育第二胎身上，这是不科学的。

事实上，教育经验只能借鉴，不可照搬。在借鉴的过程中，需要综合考虑二宝的接受能力，短期内进行尝试，如果合适，就继续沿用，不合适的话，要更换其他适合他的教育方式。只有这样，才能起到良好的教育效果，把大宝和二宝都教育好。

反过来，父母在教育孩子的过程中，也要从孩子身上学习很多东西。要知道，父母是和孩子一起成长的，多一个孩子，父母就多了一个成长的机会。学习不是一劳永逸的，经验也不是一成不变的，要学会与时俱进，因材施教，才能教育好两个孩子。

2 不专断，让二宝勇敢做自己

在二胎家庭中，两个孩子就算是同一对父母所生，也必然会成长为不同的人，就连双胞胎也不可能完全一样。所以，家长在教育二宝时，要尊重孩子的个体特征，不要强迫孩子，更不可专断独行，把自己的喜好和意愿强加到孩子身上，应该让二宝可以勇敢做自己。

首先，在与二宝相处时，要强化他的自我肯定意识，尤其是对于不自信的孩子来说，要从内心深处认可他，并教他学会以自我暗示的方法不断对自己做出正面积极的评价。当然，自我肯定也要把握一定的原则，分时间和场合。

而对于那些已经失去自我的二宝来说，家长更应发挥自己的引导力，帮助他们做好两件事：一是建立信心，克服自卑感。父母要调整好自己的心态，对孩子要有自信心，并把这种自信心传达给孩子，让孩子知道，任何人都有自己的优点和缺点，帮助他们重拾自我，走自己的人生之路；二是要帮助孩子勇敢正视自己的缺点，并积极改正，不要因为大宝的优秀让二宝产生压力，使二宝产生迷茫和不知所措的心理，要让他形成自己的主见，从而勇敢做自己。

3 赞美的艺术

赞美是一门艺术，尤其是对于赞美孩子来说，家长一定不能吝啬，怕孩子因为赞美而变得骄傲等。要知道，适度的赞美可以增强孩子的自信心，无论是大宝还是二宝，都要对他们进行适度的赞美。不过，赞美要根据孩子的年龄来，对于0～6岁的孩子来说，家长的赞美要尽量细致化，多对孩子的具体行为进行称赞，随着孩子的逐渐成长，家长的称赞要更有技巧，重点发现和欣赏孩子的亮点，通过称赞协助孩子建立正确的价值观，称赞之后，还可以和孩子聊聊不足之处，以期促进孩子的全面发展。

在二胎家庭中，值得注意的是，千万不能因为赞美了其中一个而伤害另一个孩子，不要过多、过度地就同一件事当着俩孩子的面夸奖其中一个，这势必会对另外一个孩子带来压力，不利于其健康成长。

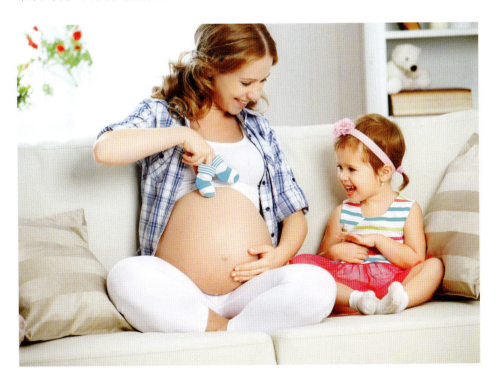

附录：关于二胎的申请及办理

办理二胎准生证

二胎准生证是已育夫妻打算要生育第二个孩子时，带齐相关证件到相关部门办理的准生证。《关于实施全面二孩政策改革完善计划生育服务管理的决定》明确我国将实行生育登记服务制度，对生育两个以内（含两个）孩子的，不实行审批，由家庭自主安排生育。这意味着无论一孩还是二孩，都将无需办理准生证。值得注意的是，"二胎"不等于"二孩"，已育有双胞胎夫妻不符合"全面二孩"政策标准，再次生育时仍需办理二胎准生证。

二胎准生证的办理流程

step 1 携带身份证、户口簿、结婚证、子女出生医学证明等原件和复印件，到女方户籍所在地村（居）委会领取《再生一胎生育申请审批表》，如实填写表格中规定的全部栏目，签上姓名，贴一张女方一寸免冠照片，并将申请表送双方所在单位（没有工作单位的送其户籍所在村居民委员会）核实并盖章。

step 2 凭结婚证、户口簿和双方所在村（居）委会或单位签字盖章的《再生一胎生育申请审批表》到女方户籍所在地乡（镇）人民政府、街道办事处人口和计划生育管理机构进行审查。

step 3 女方户籍所在地乡（镇）人民政府，街道办事处在收到经村（居）委会或单位签字、盖章的《再生一胎生育申请审批表》后，对申请人的情况和是否张榜公布进行核实，再报送县一级人口和计划生育行政部门，县一级人口和计划生育行政部门在20个工作日内审批决定。

step 4 若双方都是农民，再生一胎申请，经县级人口计划生育部门同意由乡（镇）人口和计划生育管理机构审批的，由乡（镇）人口和计划生育机构审批发放。